LES PRINCIPES FONDAMENTAUX

DE LA

PROTHÈSE ORTHOPÉDIQUE

DU

MEMBRE INFÉRIEUR

D'après l'étude des membres artificiels-types,
confectionnés dans les ateliers de prothèse du Service de santé
de l'Armée BELGE, à ROUEN

PAR

GEORGES HENDRIX

Médecin de Bataillon, chargé du Service de Prothèse dans l'Armée BELGE,
Chef du Service d'Orthopédie à la « Policlinique de BRUXELLES »

Préface de M. le Docteur TUFFIER

A. MALOINE & FILS, ÉDITEURS
27, RUE DE L'ÉCOLE-DE-MÉDECINE, 27
PARIS, 1917

LES PRINCIPES FONDAMENTAUX

DE LA

PROTHÈSE ORTHOPÉDIQUE

DU

MEMBRE INFÉRIEUR

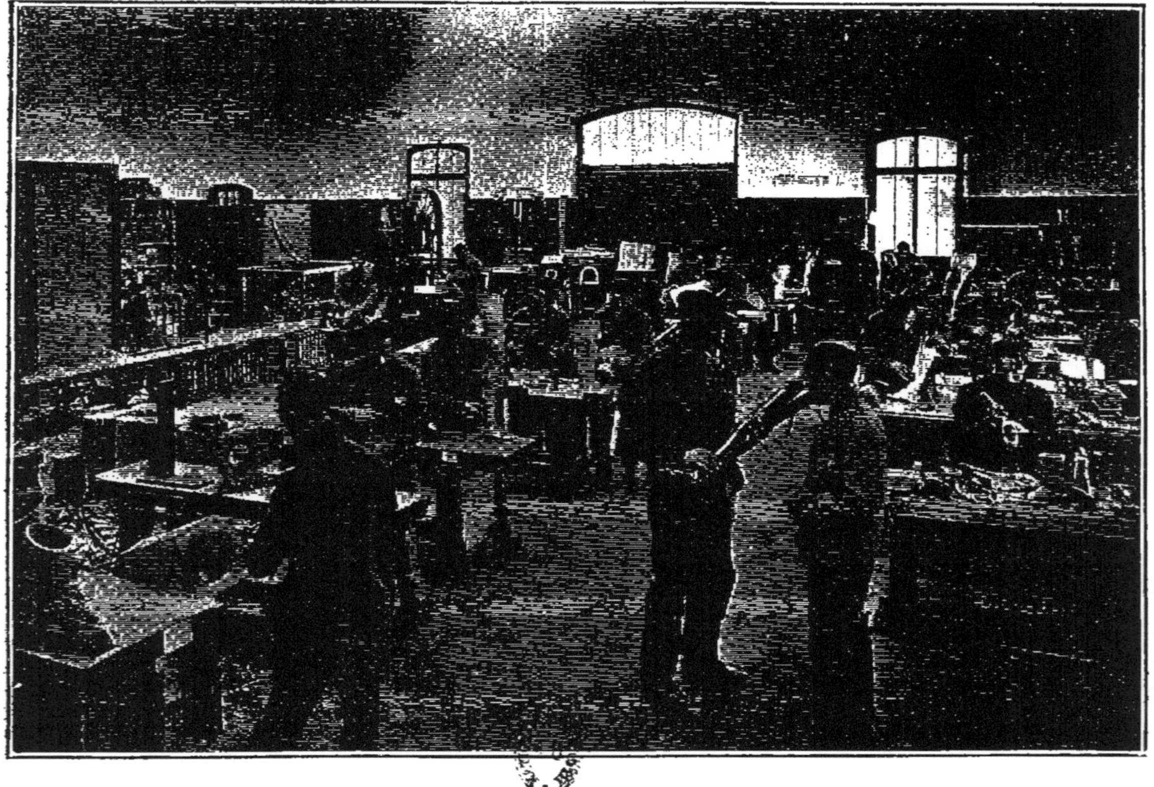

Ateliers de prothèse du Service de santé de l'Armée belge à Bon-Secours-lez-Rouen.

(*Section des modeleurs et monteurs.*) (*Photo du Service photographique de l'Armée belge.*)

LES PRINCIPES FONDAMENTAUX

DE LA

PROTHÈSE ORTHOPÉDIQUE

DU

MEMBRE INFÉRIEUR

D'après l'étude des membres artificiels-types, confectionnés dans les ateliers de prothèse du Service de santé de l'Armée BELGE, à ROUEN

PAR

GEORGES HENDRIX

Médecin de Bataillon, chargé du Service de Prothèse dans l'Armée BELGE,
Chef du Service d'Orthopédie à la « Policlinique de BRUXELLES »

Préface de M. le Docteur TUFFIER

A. MALOINE & FILS, ÉDITEURS

27, RUE DE L'ÉCOLE-DE-MÉDECINE, 27

PARIS, 1917

PRÉFACE

PAR M. LE DOCTEUR TUFFIER,
Chirurgien consultant des armées d'opérations,
Vice-Président de la Commission de Prothèse.

En décembre 1914, M. le docteur Hendrix, chargé d'organiser le Service de prothèse de l'armée belge, me faisait l'honneur de me demander dans quelle voie il devait orienter ses recherches. Je lui conseillai d'étudier pour le membre inférieur les modèles américains qui m'avaient donné depuis quelque quinze ans pleine satisfaction. J'étais à ce moment président de la Fédération nationale des Mutilés des armées de terre et de mer où j'avais commandé nombre de ces appareils. J'avais été en 1900 Rapporteur général des instruments de chirurgie de l'Exposition de Paris où j'avais pu longuement les étudier, et le ministre de la Guerre venait de me confier la rédaction d'un projet d'organisation des services de prothèse en France.

Or, par un de ces étranges revirements qui, d'ailleurs, ne sont pas rares, M. Hendrix présentait à la Commission de prothèse de France, en juillet 1916, des appareils basés sur les conceptions américaines et des amputés munis desdits appareils, alors que moi-même je n'avais pu encore, malgré mes efforts, les faire adopter en France. Notre Commission de prothèse l'a vivement félicité de ses travaux, j'y ai joint d'autant plus volontiers les miens que j'ai pu suivre les ateliers de Rouen dans leur développement successif et dans la progression croissante de leurs succès.

C'est le résumé de ses deux années d'études en exil que M. Hendrix présente aujourd'hui et qu'il me demande de parrainer. Le lecteur ne doit pas y chercher autre chose que des renseignements techniques très étudiés, très pondérés sur les appareils de prothèse du membre inférieur. Dans cette concurrence, de date lointaine et de résultat indécis, entre les appareils en bois et les appareils en cuir moulé, le triomphe sans conteste restera aux appareils en bois; le cuir moulé, qui est encore et malheureusement le privilège exclusif des mutilés français, lui est inférieur.

M. Hendrix étudie successivement les principes généraux de la prothèse du membre inférieur, puis les appareils types construits dans les ateliers belges. J'approuve la direction générale de ses recherches puisqu'il les fait dériver des lois mêmes de la statique du corps humain.

Si M. Hendrix n'envisage ici que la prothèse du membre inférieur, c'est qu'elle occupe une place infiniment prépondérante dans l'histoire générale des membres artificiels. Alors que pour le membre supérieur, nous n'avons encore que des appareils de luxe où certaines mains perfectionnées dont Boureau de Tours a été le très heureux promoteur, nous possédons pour le membre inférieur des modèles nombreux dont le pilon et le membre artificiel complet constituent les deux types principaux. Comme M. Hendrix, je pense que le pilon donne un rendement toujours plus considérable que le membre artificiel complet, mais quel que soit le modèle adopté, le mode d'emboîtement du moignon constitue la pierre d'achoppement. Pour faire vivre en bonne intelligence un moignon et son enveloppe, il faut une adaptation parfaite, un emboîtement exact du contenu dans le contenant — la gaine doit épouser exactement le contour des os et des parties molles. Or, cette adaptation ne peut exister qu'à la condition que le moignon ne change plus de volume puisque l'appareil qu'il reçoit est rigide et fixe dans sa conformation. C'est dire que l'appareillage définitif *du membre inférieur ne doit suivre que de très loin l'opération, mais avant cette adap-*

tation définitive, une adaptation provisoire *doit être établie au moyen d'appareils de fortune très simples qui permettront à l'amputé de marcher et au moignon de subir un entraînement à sa fonction ultérieure. Sur cette question, il n'y a pas de divergences.*

Les avantages des appareils de prothèse faits en bois *sont acquis depuis longtemps. Dès l'Exposition Universelle de 1900, une maison américaine leur avait dû son grand prix. Ils avaient été construits en France il y a bien des années (1857), mais il faut reconnaître que ce sont les Américains qui, reprenant leur étude, en ont poussé l'exécution jusqu'à un degré que M. Hendrix a cherché encore à dépasser.*

Les saillies osseuses, *prises comme points d'appui* principaux, *alors que les parties* molles *du corps ne sont considérées que comme points* secondaires, *constituent le principe même de la théorie américaine. L'adaptation exacte des saillies osseuses à l'emboîture de l'appareil est la pierre d'achoppement des constructeurs. Toute cette partie mécanique des supports de la colonne de prothèse, leur mode de transmission a l'extrémité du membre sont la base même de la construction de tous les appareils du membre inférieur. On trouvera ici la discussion très serrée des conditions requises pour l'adaptation parfaite de l'appareil en bois.*

Les principes mêmes de la construction *sont le façonnage sur place et l'essayage instantané du moignon dans l'appareil.*

Les appareils types *construits par M. Hendrix sont, en somme, les appareils américains simplifiés, devenus plus résistants et adaptés par conséquent à la classe des travailleurs qui forment l'immense majorité de nos amputés. Ils sont au nombre de dix. Pour certains de ces modèles, M. Hendrix a copié l'articulation tibio-tarsienne, l'articulation du genou, le mécanisme propulseur, le mode de suspension à l'aide des bretelles de la marque Hanger. L'originalité de sa méthode réside dans le mode de confection des colonnes de prothèse et dans le mode de montage des appareils suivant des principes de statique les premiers éta-*

blis et mis en pratique par l'armée belge. C'est ainsi que pour l'appareil destiné aux amputations au-dessous du genou, la taille de la colonne de prothèse, oblique en bas et en dehors, son inclinaison en bas et en arrière, son insinuation dans le creux poplité, l'articulation même du genou à chape, sont les preuves de l'attention avec laquelle tous les détails ont été étudiés. Je ne puis citer l'originalité des neuf autres types dont on trouvera la description dans le travail de M. Hendrix et dont le pilon belge dit de Mascau constitue certainement le principal progrès.

L'étude de M. Hendrix conduit à une autre conclusion qui, pour ne pas être scientifique, n'en est pas moins importante. A l'époque que nous traversons et avec la multiplicité indéfinie des mutilés à appareiller, avec la charge si lourde de réparer et de renouveler tous ces appareils pendant toute la vie d'un amputé, la robustesse des appareils, d'une part, leur prix de revient, de l'autre, constituent deux facteurs de première importance. Or, dans les appareils fabriqués à Rouen, l'examen des pièces constitutives et spécialement des organes qui fatiguent et qui, par conséquent, doivent être renforcés, prouvent que les travaux de réparation seront minimes. Le prix de revient lui-même est certainement inférieur dans de larges proportions à celui des appareils prothétiques qui ont été antérieurement fabriqués, et c'est là un des points qui nous ont le plus frappés à la Commission de prothèse.

C'est pour toutes ces raisons que je recommande à ceux qui voudront étudier sérieusement les principes et la technique de la prothèse du membre inférieur, de regarder les belles planches et de lire avec la plus grande attention le texte de ce livre. Il fait le plus grand honneur au Service de santé militaire de l'Armée belge et à son représentant, M. le docteur Hendrix. Ils ont prouvé que les Allemands pouvaient déraciner des savants, les chasser de leurs foyers, les exiler pour de pénibles années, mais qu'ils étaient incapables d'influencer par toutes ces épreuves la noblesse de leur caractère, la précision de leur discernement, leur volonté du plus grand bien de la glorieuse Belgique.

AVANT-PROPOS

L'atelier de prothèse belge à Rouen a été organisé sous l'autorité du Service de santé, grâce aux encouragements du Directeur du Service de santé à Rouen, M. le Médecin général Deltenre.

Cet atelier a d'abord été installé dans les locaux de l'École professionnelle, rue Saint-Lô, mis très gracieusement à la disposition des autorités militaires belges par les autorités civiles de cette ville.

Les fonds nécessaires à la fabrication des appareils de prothèse ont été recueillis par Mme Haemers, épouse du consul belge à Rouen, femme d'un grand cœur dont l'infatigable dévouement permet de subvenir à l'achat de toutes les matières premières.

Dans ce but, a été fondé, sous la présidence d'honneur du Lieutenant général chevalier de Sellier de Moranville, Inspecteur général de l'Armée, l'Œuvre des Mutilés de la guerre, dont Mme Haemers est la gracieuse présidente.

Actuellement, l'atelier de prothèse fonctionne dans les bâtiments dits Dépôt des Tramways, à Bon-Secours-lez-Rouen, où a été transporté l'outillage généreusement prêté par la ville de Rouen.

L'atelier est rattaché à l'hôpital militaire belge de Bon-Secours, institut de physiothérapie, que dirige M. le Médecin de régiment A. de Marneffe. Je lui adresse l'expression de mes plus vifs remerciements pour les conseils avisés qu'il n'a cessé de me prodiguer.

INTRODUCTION

Les ateliers de prothèse du Service de santé de l'armée belge, à Rouen, fonctionnent depuis mai 1915 environ. Ils occupent près de 80 ouvriers, mécaniciens, ajusteurs, modeleurs en bois, menuisiers, charpentiers, sabotiers, etc..., pris parmi des soldats blessés reconnus inaptes.

Ces ouvriers, comme le reste du personnel d'ailleurs, n'étaient pas des ouvriers orthopédistes avant la guerre ; ils ont été formés, depuis cette époque, à l'art de la prothèse, dans les ateliers de l'État. Parmi eux, certains ont acquis des connaissances qui leur permettent de prendre rang parmi les ouvriers spécialistes les plus capables.

D'ouvriers spécialistes, on n'en comptait guère, en Belgique, avant les hostilités. Les principales maisons de fabrication d'appareils étaient allemandes et avaient à leur solde des individus de cette nationalité.

C'est donc faire œuvre utile pour l'avenir, que de former des ouvriers spécialistes, afin de développer dans notre pays, un jour reconquis, une industrie rendue d'autant plus importante, que la guerre aura fait par ses ravages plus d'impotents et plus de mutilés.

Nous avons toujours visé à fabriquer des appareils robustes, utiles, simples et perfectionnés.

Ce résultat n'a été obtenu que par étapes, grâce à une expérience acquise par la pratique. Aussi, est-ce un peu à tâtons que nous avons débuté. A diverses reprises, nous avons dû revenir sur des erreurs ; par contre, nous avons parfois créé des perfectionnements.

Nous avons étayé nos travaux sur l'expérience et, livrés à nous-mêmes, l'expérience surtout nous a inspiré.

A part les « Publications-Réclames » des maisons de commerce, la littérature scientifique traitant de l'art de la prothèse, sur lesquels nous aurions pu guider ces travaux, est presque nulle.

Et pourtant, s'il est une question, restée trop longtemps dans le domaine commercial, bien qu'elle soit basée sur de rigoureuses données scientifiques, et nécessitant des connaissances médicales bien définies, c'est bien la question de la prothèse.

D'autres avant nous, certes, ont dû mettre ces principes en valeur; ils les ont appliqués, mais ils semblent avoir tenu à cœur de conserver le fruit de leur expérience pour un avantage commercial.

La grande guerre actuelle vient de stimuler l'intérêt de cet art. Aussi, en arrière de toutes les armées, a-t-on nommé des commissions médicales, ouvert des laboratoires d'études de la prothèse, multiplié les ateliers d'orthopédie. On s'applique, avec beaucoup d'activité et sous l'autorité de certains noms appartenant aux milieux médicaux, à établir des bases scientifiques pour l'étude d'appareils rationnels et réellement pratiques. Jusqu'à présent ceux-ci avaient été laissés à l'initiative d'industriels possédant peut-être beaucoup d'acquit, mais dont les idées. certes très louables et parfois très originales, manquaient de bases scientifiques.

Le Service de santé de l'armée belge s'est trouvé dans les mêmes nécessités et s'est senti les mêmes obligations que les autres nations.

Il a su s'orienter parmi les premiers et il a su s'organiser. Pour ne citer qu'un exemple, relatif à la question de la confection des membres artificiels, qui occupe la première place dans la prothèse, disons qu'après avoir tenté la confection de ces appareils d'après le « type français », nous avons reconnu qu'il existait mieux dans le « type américain », et c'est vers ce type que nous nous sommes orientés. Les principes ont été étudiés, puis le type a été réalisé. Aussi, les membres artificiels, confectionnés sous l'autorité du Service de santé belge, sont-ils parmi les plus perfectionnés. Certains modèles, dérivant du « type américain » et créés dans le laboratoire d'études, peuvent réellement être considérés comme originaux.

L'atelier de prothèse belge fait donc œuvre à la fois de production et d'étude.

Ainsi se prépare aussi une industrie nouvelle, nationale, qui pourrait devenir florissante dans un avenir prochain.

Je me propose d'exposer deux points :

1° Sur quels principes est basée la prothèse ;

2° Quels sont les « appareils-types » que les ateliers de prothèse belge confectionnent pour les soldats amputés.

ÉTUDE DES PRINCIPES

DE LA

PROTHÈSE ORTHOPÉDIQUE

PREMIÈRE PARTIE

I

PRINCIPES GÉNÉRAUX RELATIFS A LA COLONNE DE PROTHÈSE

On attache trop volontiers une valeur exagérée à une marque déterminée de membre artificiel, parce qu'elle possède tel mécanisme spécial. On ne se rend pas suffisamment compte que tout membre artificiel doit être construit suivant des principes de statique auxquels il faut se conformer. Le plus beau modèle, doté des mécanismes les plus perfectionnés, ne vaudrait rien, si les règles qui doivent présider à sa confection n'étaient pas observées.

En prothèse, les appareils supportent de grands poids et subissent une fatigue constante. On exige qu'ils aient un volume restreint et un poids léger. Il faut donc simplifier leurs mécanismes ; les Américains ont réalisé dans cette voie d'importants progrès ; c'est ce qui fait toute la supériorité de leurs appareils.

Le pilon l'emportera toujours, comme rendement, sur le membre artificiel de luxe, parce que la partie mécanique est réduite à la plus grande simplicité. Mais, aussi simplifié qu'il soit, il doit, comme le membre artificiel, répondre aux principes de la prothèse.

* * *

Les principes de la prothèse dérivent des lois de la statique du corps humain.

Considérons un individu, placé dans la position debout. Le poids du corps se transmet au sol par le calcaneum et par l'extrémité antérieure du premier métatarsien. Dans la position assise, le poids du tronc se transmet au siège par les ischions.

D'où premier principe : *C'est toujours par des points osseux qui sont fixes, immuables, à surface strictement limitée, dans la statique humaine, que se transmet au sol le poids du corps.*

Deuxième principe : *Les parties molles du corps sont toujours des points d'appui secondaires.*

L'étude détaillée des colonnes de prothèse nous permettra de nous rendre compte que ces deux principes fondamentaux servent de base à la prothèse.

Examinons donc comment se confectionne l'emboîture d'un membre artificiel et prenons comme type celui que nous confectionnons à Rouen, pour en connaître les points d'appui et les points de support.

La *colonne de prothèse*, dans nos appareils « type américain », est modelée en bois (fig. 1). On choisit de préférence le bois de saule ou le tilleul ; ces deux espèces de bois sont légères, à fil croisé, d'un modelage facile. Le saule de montagne, moins encore que le tilleul, ne subit pas de modification de formes sous l'influence des variations hygrométriques.

On sculpte en plein tronc (fig. 2), de façon à enlever le

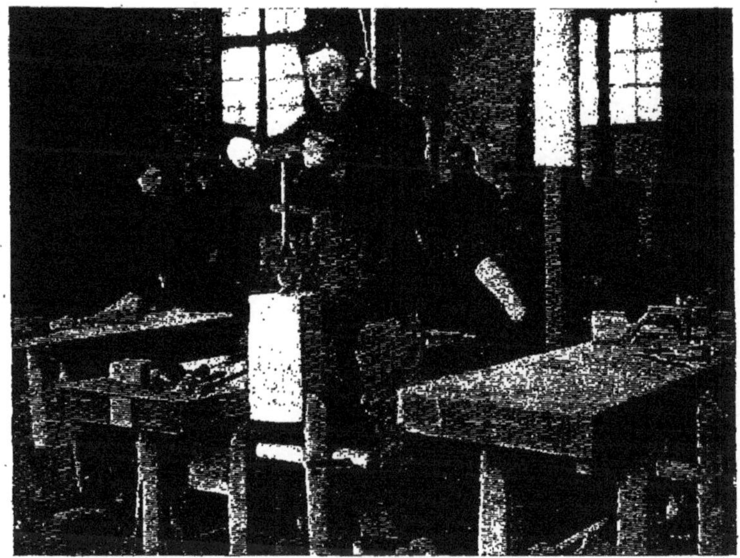

FIG. 1. — La pièce de saule « de montagne » est forée en son centre.

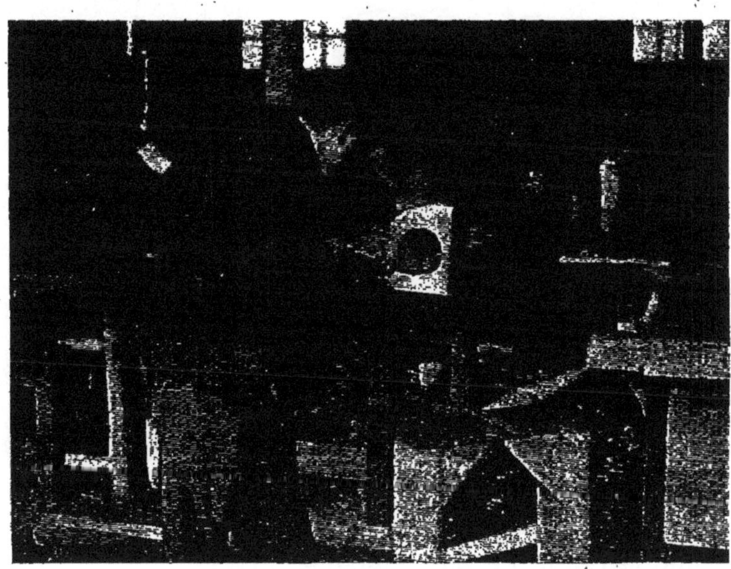

FIG. 2. — La pièce de saule est évidée et façonnée aux formes du moignon.

cœur du bois, en creusant la cavité qui logera le moignon d'amputation (fig. 3).

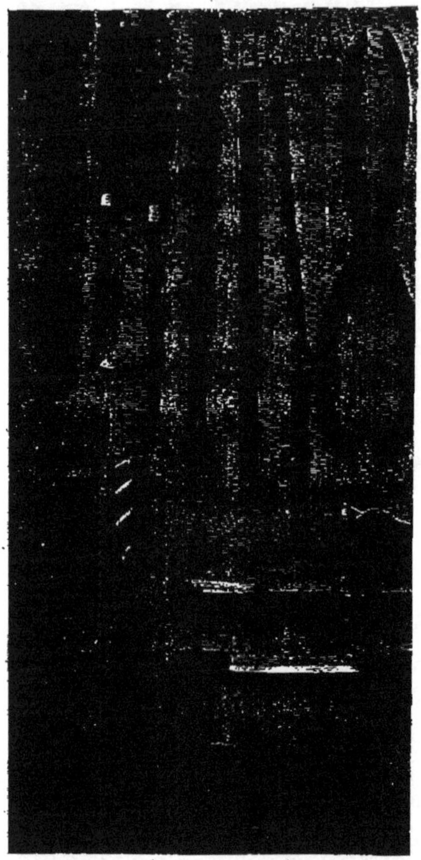

Fig. 3. — Outillage du modeleur.

Naturellement, l'emboîture qui loge le moignon a les dimensions et les contours de ce dernier. Elle est, en quelque sorte, la pièce négative du moignon, sa matrice, pourrait-on dire ; et il faut sculpter une matrice spéciale pour chaque moignon, suivant ses dimensions et son volume (fig. 4). Ce n'est donc pas un travail que l'on pourrait faire en série : loin de là ; il importe, au contraire, que l'ouvrier apporte le plus grand soin à ce que la coque de bois engaine le moignon de toutes parts.

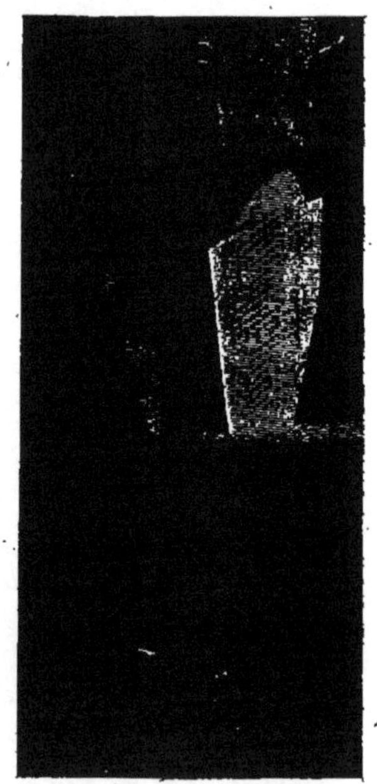

Fig. 4. — L'amputé ajuste le moignon dans la colonne de prothèse.

Le moignon se loge à nu ; il se trouve en contact direct et

intime avec le bois ; il y adhère sur tout son pourtour et sur

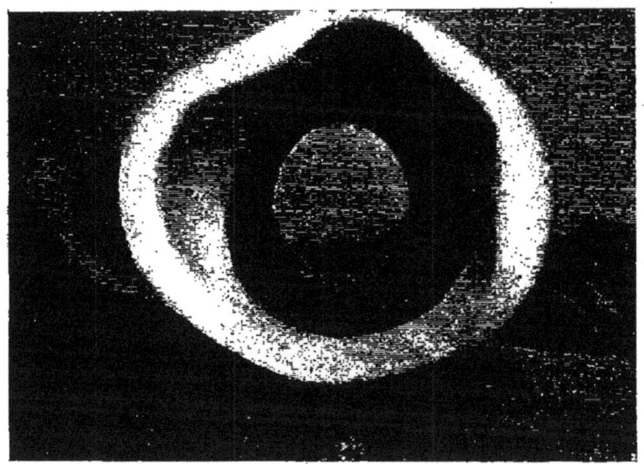

FIG. 5. — Colonne de prothèse pour amputation au-dessous du genou. Les loges ménagées pour les saillies

toute sa hauteur. Les parois rigides doivent même exercer

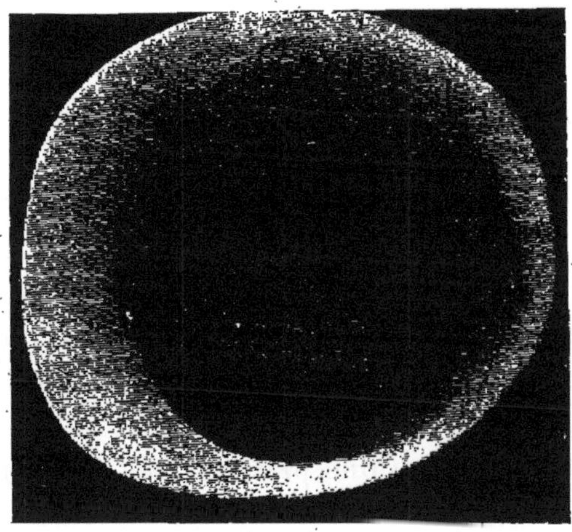

FIG. 6. — Colonne de prothèse pour amputation au-dessus du genou.

une légère pression sur les parties molles qu'elles compriment modérément. La compression s'exerce sur les tissus musculo-graisseux qui matelassent les parties centrales osseuses et les immobilisent.

Par contre, les saillies osseuses ne doivent jamais être comprimées.

Aussi a-t-on soin de ménager dans l'emboîture, au niveau où ces protubérances viennent en contact avec la paroi de la colonne de prothèse, de véritables petites logettes (fig. 5).

Les saillies osseuses, ainsi logées, servent de points d'appui principaux, immuables, tandis que les parties molles servent de points d'appui secondaires (fig. 6).

On peut avoir à considérer un troisième point d'appui dans l'extrémité terminale du moignon quand, dans certains cas spéciaux, il y a possibilité de le faire reposer sur un coussin.

Tout moignon acquiert une forme conique qui est due à l'atrophie musculaire. L'évolution vers une forme définitive dure de 9 à 12 mois. Après ce laps de temps la forme et le volume acquis sont immuables.

Nous avons coutume de hâter cette atrophie par le port d'un pilon provisoire, en plâtre, confectionné, d'après la technique du Médecin adjoint Martin, dans le service de M. le Médecin Principal, professeur A. Depage, ambulance de l'Océan à La Panne[1].

Ces appareils se portent pendant deux mois environ. Si le moignon a continué à maigrir après qu'il a été appareillé définitivement, il est toujours possible de recouper la colonne de prothèse de bois pour en fixer à peu de frais et très rapidement une nouvelle.

Nos modèles de pilons plâtrés, très semblables à ceux de Martin, s'adaptent aux désarticulations de la hanche (fig. 7),

1. Hans Spitzy, de la Réserve Spital n° 11, Vienne, use du même procédé ainsi que le prouve un article de Gunnar Frostell, intitulé « Nagra ord om Krigsmekanoterapi » (Quelques mots à propos de la mécanothérapie de guerre), paru dans le *Tidskrift gymnastik*, 1er et 2e fascicules 1916, Stockholm.

aux amputations au-dessus du genou (fig. 8, sujet de droite), et aux amputations au-dessous du genou (fig. 9).

Nous confectionnons aussi un modèle de pilon plâtré, où nous prenons point d'appui sur l'ischion, pour les amputés au-dessous du genou dont la plaie n'est pas cicatrisée. L'amputé de la jambe, non guéri, est donc momentanément appareillé comme s'il était amputé de la cuisse. Grâce à cet appareil provisoire il peut abandonner très vite l'usage néfaste des béquilles (fig. 8, sujet de gauche).

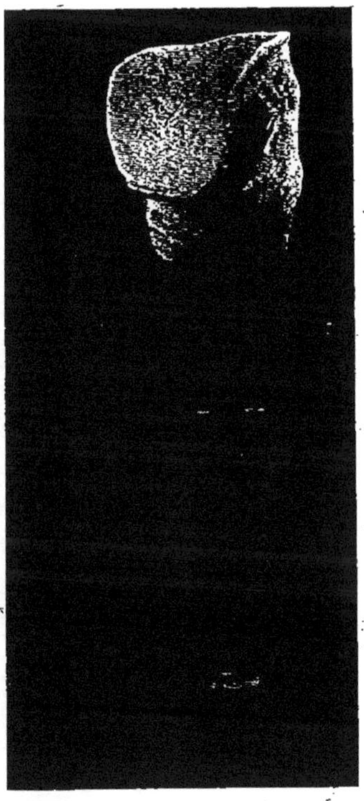

Fig. 7. — Pilon provisoire en plâtre pour la désarticulation de la hanche et pour amputation haute de la cuisse.

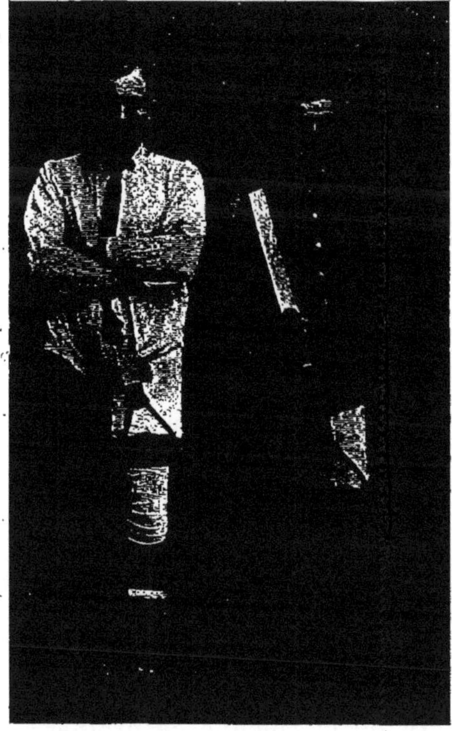

Fig. 8. — Pilon provisoire en plâtre pour amputation au-dessus du genou et pour amputation au-dessous du genou avec plaie.

Tandis que le moignon évolue vers l'atrophie, le membre

sain supporte tout le poids de l'individu. Il hypertrophie sa musculaire et contribue à accentuer la différence entre les deux membres.

Pour concilier cette différence de forme et de volume et

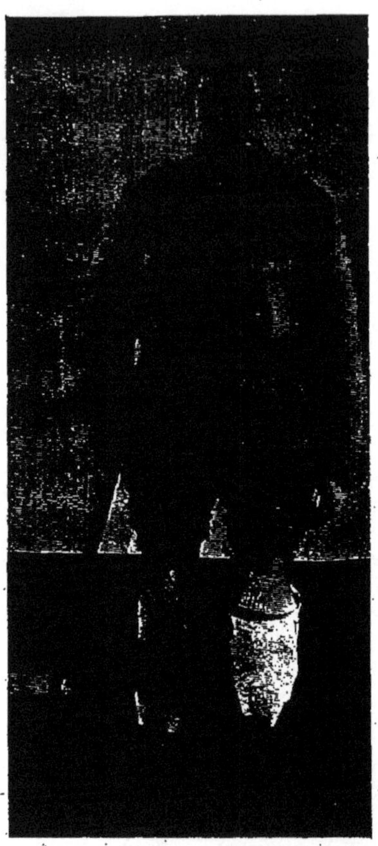

FIG. 9. — Pilon plâtré provisoire pour amputation au-dessous du genou.

donner à la paroi extérieure de la colonne de prothèse une forme esthétique ayant les proportions du membre sain, il faudra la façonner indépendamment de la paroi intérieure. Les deux parois ne seront donc pas forcément parallèles entre elles.

L'épaisseur de la paroi qu'on ramène en général à 7 millimètres pourra atteindre au sommet du cône d'amputation de 12 à 15 millimètres (fig. 10).

L'indépendance de la paroi intérieure vis-à-vis de la paroi extérieure qu'il est possible d'obtenir en travaillant le bois, est un des gros avantages que cette substance présente sur tous les autres matériaux tels que le cuir, le

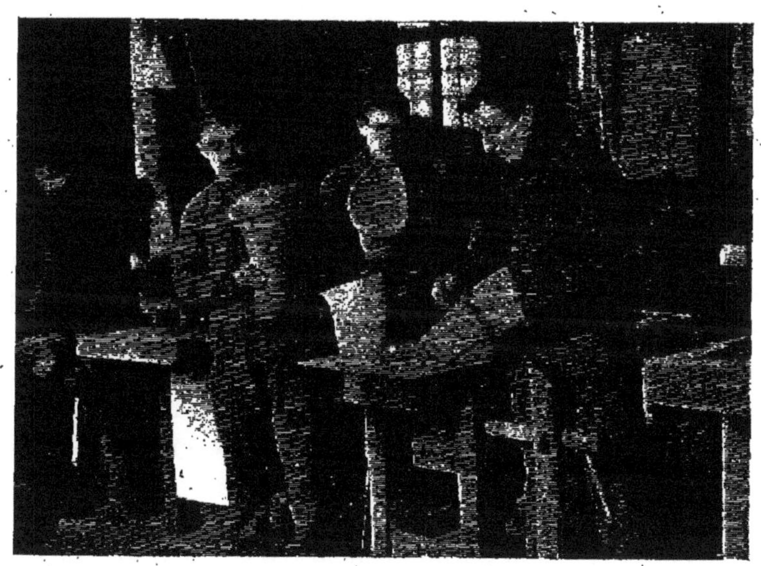

Fig. 10. — Colonne de prothèse dégrossie extérieurement et amenée aux formes anatomiques du membre congénère.

celluloïd, l'aluminium, la fibre, ou autres produits similaires de composition mal connue. Ces matériaux n'ont qu'une faible épaisseur, 3 ou 4 millimètres. Appliqués sur le moignon conique, ils en épousent la forme pour y adhérer aux dépens de la forme extérieure dont l'esthétique est sacrifiée, ou bien ils reproduisent les formes anatomiques du membre sain, aux dépens de l'ajustage du moignon. Mal fixé dans son emboîture (malgré le bourrage de crin qu'on pourrait y placer pour combler les vides et qui se tasse à la longue), le moignon flotte, sort de son emboîture à chaque pas, occasionne de l'irritation, des ampoules et des plaies par frottement, fait perdre l'assurance de la marche, provoque des chutes, etc...

Alors qu'une emboîture en bois est immuable, le cuir subit la déformation par l'usage.

Si l'on estime que le cuir résiste un an, on peut affirmer que le bois résiste 3 à 5 fois autant.

*
* *

A. — Les appuis et les supports de la colonne de prothèse dans les cas d'amputation au-dessous du genou.

Considérons un moignon d'amputation au-dessous du genou : il possède les trois modes d'appui dont il vient d'être question :

Appui accessoire, sur l'extrémité terminale du moignon qui repose sur un coussin et supporte un tiers du poids du corps;

Appui secondaire, sur les parties molles, modérément comprimées;

Appui principal, sur les saillies osseuses.

Ces dernières sont au nombre de trois. Ce sont : la tête du péroné, la face interne du plateau tibial et l'épine du tibia. Ces trois points d'appui sont situés à la même hauteur. Leur ensemble constitue la base de sustentation. Celle-ci s'étend sur les trois quarts antérieurs du pourtour du moignon.

Si on introduit la main dans l'intérieur d'une emboîture de jambe, on sent combien sont marquées les dépressions dans le bois.

La colonne de prothèse, considérée dans son ensemble, a une forme conique à grande base supérieure. Vue en coupe transversale, elle a une forme triangulaire; sa paroi postérieure, légèrement aplatie, contribue dans certains cas d'atrophie des muscles du mollet, à la compression des parties molles et au maintien des saillies osseuses dans leurs loges,

L'emboîture remonte par son extrémité supérieure jusqu'à la hauteur de l'interligne articulaire, c'est-à-dire en avant jusqu'à l'extrémité inférieure de la rotule. En arrière, une emboîture bien comprise remonte sensiblement aussi haut qu'en avant. Ce soin de faire remonter la colonne de prothèse aussi haut qu'il est possible est le propre de la fabrication améri-

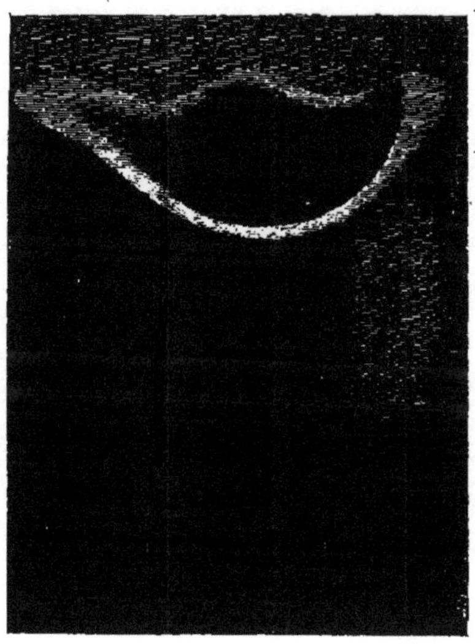

FIG. 11. — Colonne de prothèse pour amputation au-dessous du genou. Le bord postérieur remonte très haut. Il s'insinue dans le creux poplité.

caine. Dans la fabrication française, où la paroi postérieure est échancrée davantage en arrière, on use d'un subterfuge en faisant passer une courroie par-dessus l'échancrure. Celle-ci sera serrée à mesure que les parois se déforment avec l'usage. Lorsque l'emboîture ne remonte pas suffisamment haut en arrière, le moignon se désemboîte, prend une position oblique en bas et en avant, quand le sujet s'assied.

Le bord postérieur de nos modèles remonte aussi haut que l'antérieur et il s'insinue dans le creux poplité (fig. 11).

Considérée de haut en bas la colonne de prothèse a une double direction. Dans son tiers supérieur elle se dirige en bas et en dehors, puis se dirige en bas et en dedans dans ses deux tiers inférieurs. Nous sommes les premiers à attirer l'attention sur cette importante disposition. Sa nécessité apparaît surtout lorsqu'il s'agit d'appareiller les doubles amputés des jambes. Si le principe de statique qui exige que la colonne de prothèse ne soit pas strictement dans le prolongement du moi-

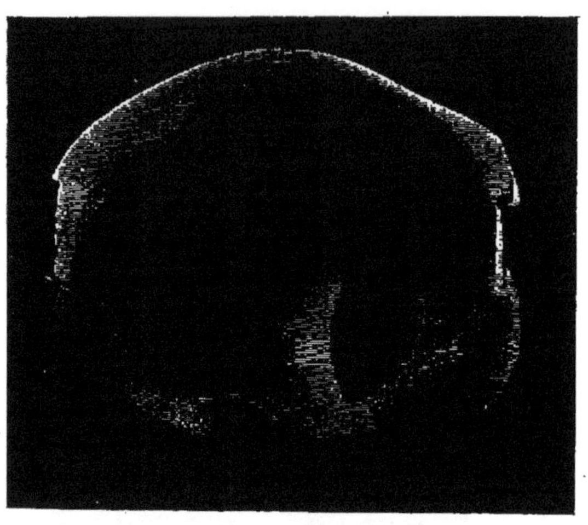

FIG. 11 *bis*. — Colonne de prothèse à courbure latérale (amputation au-dessous du genou).

gnon n'était pas observé, les doubles amputés seraient forcés de marcher avec un écartement notable des jambes (fig. 11 *bis*).

Les supports de la colonne de prothèse.

Le moignon n'adhérerait pas à la colonne de prothèse s'il n'y était pas aidé par des supports.

Les supports sont constitués par :

Des attelles métalliques auxquelles est rivé un cuissard de cuir;

Des bretelles de suspension.

Les attelles métalliques sont encastrées dans l'épaisseur de la paroi de l'emboîture. A la hauteur du genou, elles s'articulent avec les tiges du cuissard.

On donne aux tiges du cuissard un cintrage approprié au rôle de support qu'elles remplissent.

Les tiges dirigées verticalement sur une hauteur de 15 millimètres s'incurvent vers la ligne médiane en une courbe assez brusque, puis s'incurvent en sens inverse en une courbe à plus grand rayon.

Le premier cintrage rapproche les tiges des parties molles de la cuisse, le second modèle les tiges sur les parties molles pour les comprimer modérément; la pression, venant agir au-dessus des condyles fémoraux, s'oppose à la descente du cuissard et contribue à supporter l'emboîture.

Les bretelles sont un second point de support.

Elles supportent directement l'emboîture en s'attachant sur celle-ci ou indirectement en s'attachant sur le cuissard. Leur présence permet de relâcher le serrage du cuissard autour des muscles de la cuisse. On évite ainsi la fatigue qui apparaît dans tout muscle comprimé.

Les modes d'attache à l'aide de bretelles varient suivant la hauteur de l'amputation à considérer.

Il est évident que si l'amputation a été pratiquée un peu au-dessus de l'articulation tibio-tarsienne, permettant au moignon d'adhérer à une longue colonne de prothèse, les points de support n'ont pas l'importance qu'ils prennent dans l'amputation au lieu d'élection. Dans le cas de moignon long, le cuissard peut être supprimé et remplacé par une simple genouillère, constituée par une plaque de cuir. Quant aux bretelles, attachées sur les faces latérales de l'emboîture, elles se fusionnent sur la face antérieure de la cuisse en une sangle unique qui remonte verticalement jusqu'au-dessus de l'aine, pour passer en sautoir sur l'épaule opposée.

Dans le cas de moignon court, on emploiera le cuissard et les bretelles. Les bretelles passeront en sautoir ou seront attachées à une ceinture.

Dans l'amputation au tiers moyen, on pourra se contenter d'une simple bretelle attachée en avant sur la face interne du cuissard et en arrière sur la face externe, ou bien, on fixera les deux bretelles sur sa face antérieure, en les faisant passer en sautoir. Ce dernier mode d'attache est plus recommandable parce qu'il évite que le cuissard tourne et que le pied se pose à faux sur le sol.

La bretelle fixée sur l'emboiture n'a pas le même rôle que celle fixée sur le cuissard. Fixée sur le cuissard, elle empêche celui-ci de glisser vers le bas : elle est utile chez les sujets très gras. Fixée sur l'emboîture, elle joue un rôle de contrôle sur le genou. Elle fait fonction de guides. Si le sujet vient à buter, il peut se rattraper en élevant l'épaule opposée. Elle attire l'emboiture par une prise directe sur le moignon. Le sujet, fatigué en marchant dans un mauvais terrain, s'aide de l'épaule et soulage son quadriceps.

*
* *

B. — La colonne de prothèse, les appuis et les supports dans l'amputation au-dessus du genou.

Dans le cas d'amputation au-dessus du genou, la colonne de prothèse est constituée par le cuissard de bois (voyez fig. 6). On peut le comparer à un fourreau et lui considérer deux parois : l'une intérieure, qui est l'emboîture modelée d'après les formes du moignon, l'autre extérieure, sculptée d'après les proportions de la cuisse congénère.

La paroi intérieure de la colonne de prothèse.

Le modelage de la cavité destinée à recevoir le moignon est un travail qui demande un ajustage précis.

Les principes généraux, énoncés précédemment, s'appliquent également aux cas d'amputation au-dessus du genou :

Appui par compression modérée des parties molles du moignon;

Point d'appui sur l'extrémité du fémur qui repose sur un coussinet (exceptionnellement) ;

Point d'appui principal sur l'ischion et sur la portion postérieure de la branche ischio-pubienne.

Fig. 12. — Colonne de prothèse pour amputation au-dessus du genou. Détails du collet. *a*, ischion ; — *b*, branche ischio-pubienne ; — *c*, tendon de l'adducteur de la cuisse ; — *d*, bec et loge latérale externe ; — *e*, loge antérieure.

Examinons en détail ces trois points d'appui.

Maintenir le moignon adhérent dans son emboîture est de première importance. S'il adhère mal, le patient a moins de contrôle sur son appareil pendant la marche. Il se fatigue dans des efforts inutiles. La compression modérée des parties molles décharge du poids du corps, pour un tiers, l'ischion et la branche ischio pubienne.

Pour bien engainer le moignon, l'emboîture doit avoir une forme générale conique à grande base supérieure et à sommet tronqué, parce que tout moignon est conique.

La conicité se manifeste surtout dans le tiers inférieur (fig. 12).

Dans les deux tiers supérieurs, l'emboîture présente de telles particularités qu'elle mérite d'être étudiée sur chacune de ses quatre faces :

La face antérieure forme une vaste loge, à grand axe vertical, destinée à loger les masses musculaires antérieures du quadriceps, que la convexité antérieure du fémur rend encore plus saillante.

La face latérale externe : suivons-la dans ses deux tiers supérieurs et constatons que la loge à grand axe verticale est également marquée. Cette loge est à courbure de grand rayon jusqu'au *collet* (on appelle collet le rebord de l'emboîture), où la concavité devient plus marquée et contribue à fermer une sorte de *bec*. Cette face externe remonte nettement plus haut que la face interne et, de ce fait, la loge ne s'en marque que mieux.

La face interne est verticale. Ici, pas de loge, mais un évasement assez brusque à la hauteur du collet. Cet évasement est rendu nécessaire pour la présence du tendon adducteur de la cuisse qu'il faut éviter de comprimer.

Enfin, il faut considérer la face postérieure dirigée également de bas en haut et d'avant en arrière. Elle présente comme la précédente un évasement semblable vers le collet. Mais la courbe que cet évasement dessine est beaucoup moins brusque que celle de la face interne. Il trouve sa raison d'être dans la présence des muscles postérieurs de la cuisse et dans les muscles du globe fessier.

Le collet. — Le collet (fig. 13) est la base du cône de la colonne de prothèse, il joue le rôle d'appui principal. C'est le pourtour supérieur de la colonne de prothèse, avec ses bords évasés. Sa forme est celle d'un triangle à base interne. Les deux côtés sont respectivement le rebord de la paroi antérieure et le rebord de la paroi postérieure. La réunion des bords constitue le *bec*.

Ces deux bords montent en pente douce vers le bec. La différence de hauteur existant entre le bec et le bord interne est de 4, 6 ou 8 centimètres.

Le collet a les bords mousses (fig. 14). En avant, le bord de

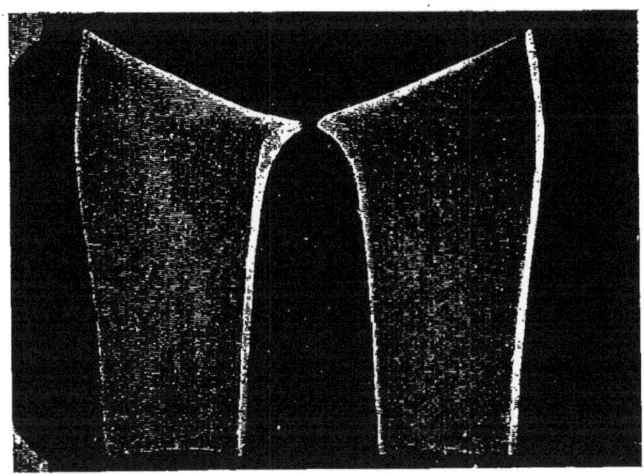

FIG. 13. — Colonne de prothèse pour amputation au-dessus du genou, sciée suivant le plan frontal.

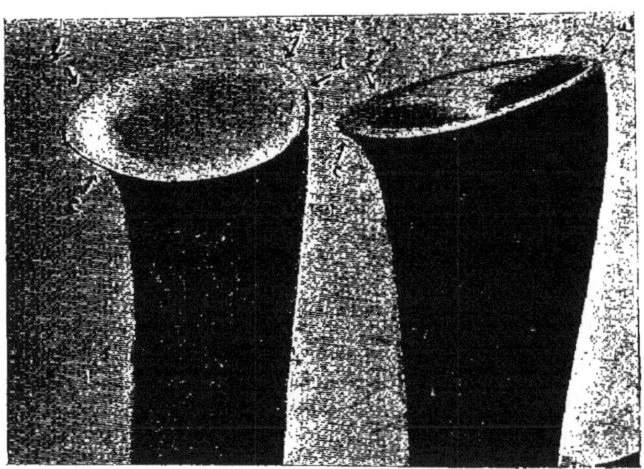

FIG. 14. — Deux colonnes de prothèse pour amputation au-dessus du genou.

I, vue latérale interne; II, vue de face; — *a*, bec; — *b*, point d'appui pour l'ischion; — *c*, point d'appui de la branche ischio-pubienne; — *d*, bord antérieur.

l'emboîture doit s'arrêter à 3 centimètres de l'aine : il en suit l'obliquité. S'il remonte trop haut, l'emboîture devient une cause de gêne au moment où l'amputé s'assied, comprime l'aine et oblige le moignon à se désemboîter. Par contre, quand il ne remonte pas assez haut, les muscles antérieurs de la cuisse, insuffisamment logés, débordent et le patient a la sensation de tomber en avant. Il arrive parfois que le bord antérieur exerce une trop grande pression sur le moignon dont les tissus forment un bourrelet douloureux qui surplombe le rebord. Ce bourrelet peut se former aussi quand la loge antérieure n'est pas assez creusée et n'est pas suffisante pour loger les parties molles antérieures du moignon.

En dehors le *bec* est l'angle qui est au sommet du triangle. Il remonte jusqu'au trochanter. Quand il ne remonte qu'à trois ou quatre centimètres au-dessous de cette tubérosité, le sujet n'est pas emboîté assez profondément. Il a une tendance à pencher en dehors ; il souffre par la compression des chairs écrasées sur ce bord.

Le bord postérieur s'évase à partir de son tiers externe. Cet évasement se prolonge sur le bord interne jusqu'au point de réunion de ce dernier bord avec le bord antérieur. Les deux bords postérieur et interne constituent le point d'appui principal que nous désignons sous le nom d'*assise*.

Sur le bord postérieur formant volute viennent prendre appui l'ischion et les muscles fessiers refoulés en avant et en haut par la pression du poids du corps.

La volute se prolonge sur le bord interne. Celui-ci est horizontal, à direction antéro-postérieure. C'est sur la convexité de la volute interne que le sujet appuie la portion postérieure de la branche ischio-pubienne.

On ne peut mieux comparer la forme générale que nous donnons à cette assise qu'à une selle de bicyclette qui aurait été sectionnée par son milieu suivant l'axe antéro-postérieur.

Il est à la portée de chacun de pouvoir éprouver ce que peut ressentir un amputé de la cuisse « assis » dans sa colonne de prothèse. En effet, quand on est assis sur une selle, on se rend bien compte qu'il y a, non pas une seule, mais deux surfaces d'appui. Une selle est faite d'une carcasse en forme de T couché, tendue de cuir. Le cuir arrondit les deux angles formés par la réunion des deux branches du T. Le cycliste est assis dans les angles; ses ischions sont calés en arrière sur la branche transversale du T, tandis que la portion postérieure des branches ischio-pubiennes s'appuie de chaque côté de la longue branche du T.

L'assise de la colonne de prothèse est façonnée comme est

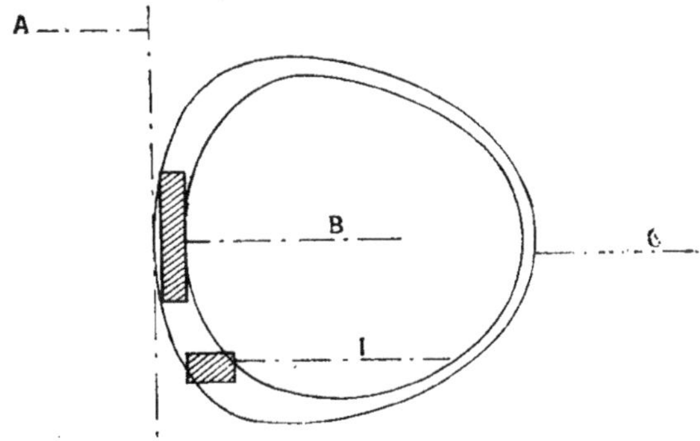

Fig. 15. — Schéma d'un collet triangulaire montrant comment il faut loger l'ischion et la branche ischio-pubienne.

A, plan sagittal du corps ; — B, branche ischio-pubienne ; — C, collet triangulaire vu d'en haut ; — I, ischion.

moulée l'assise d'une selle. Il y a une surface d'appui postérieure qui est ménagée sur le rebord postérieur du collet (fig. 15). Cette surface d'appui reçoit la partie la plus postérieure de l'ischion. La pression osseuse y est modérée, peu douloureuse parce que le matelas de la fesse est épais. Et il y a une surface d'appui interne qui est ménagée sur le rebord de la base du collet, rebord sur lequel vient s'appuyer la portion postérieure de la branche ischio-pubienne. La pression sur cet os y est plus directe, parce que la branche ischio-pubienne est très peu protégée. Aussi est-ce de ce dernier appui que les amputés mal appareillés se plaignent.

Le tort des orthopédistes est d'éviter le contact osseux pour éviter la douleur, en donnant au bord interne une forme concave d'avant en arrière.

Éviter la difficulté n'est pas une bonne pratique, car elle supprime un point d'appui nécessaire. Il y a douleur non pas, parce qu'il y a appui osseux, mais parce que les fabricants donnent au collet une forme circulaire au lieu de lui donner

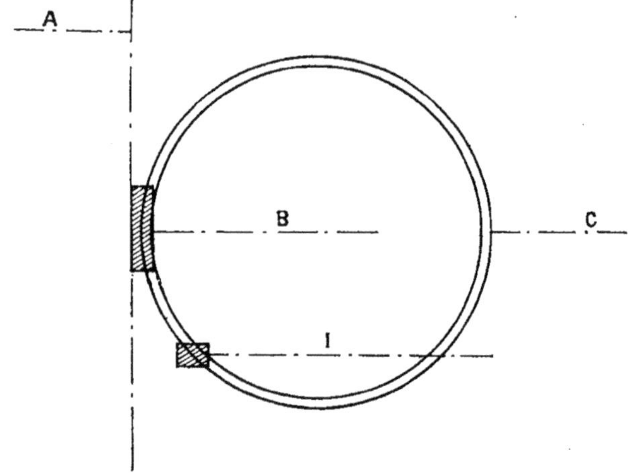

FIG. 16. — Schéma d'un collet rond d'épaisseur uniforme montrant que l'ischion et la branche ischio-pubienne sont mal logés.

une forme triangulaire. Quand le collet est triangulaire, il a une base interne, à direction antéro-postérieure, large, évasée, mousse, sur laquelle l'os s'appuie selon son grand axe (fig. 15). Quand le collet est rond, le bord interne se dirige en avant et en dehors et l'os ne s'appuie plus parce qu'il sort de l'emboîture (fig. 16).

La comparaison faite entre notre forme d'assise et une selle de bicyclette a suggéré à notre premier ouvrier Bietlot une forme d'assise très confortable, convenant particulièrement bien aux amputations hautes de la cuisse, pour les moignons ayant de 60 à 100 millimètres de longueur (fig. 17).

Nous avons toujours fait la constatation que chez ces sujets, le moignon était en abduction et en flexion. De ce fait et du fait que l'atrophie des muscles fessiers est d'autant plus marquée que le moignon est plus court, la branche ischio-pubienne fait saillie davantage.

Pour bien loger la branche ischio-pubienne, il faut partir du

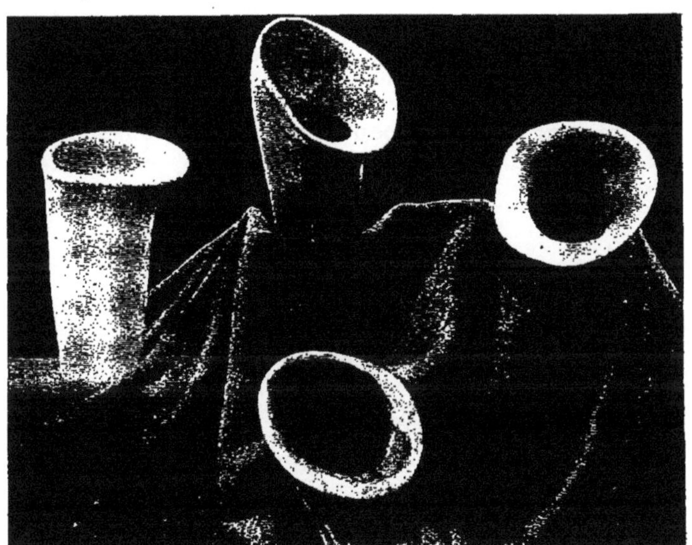

FIG. 17. — Colonnes de prothèse « modèle Bietlot » pour moignons de 60 millimètres à 100 millimètres de longueur. Forme de transition entre le type classique et la forme à cuvette.

principe que tout appareil de prothèse destiné à être un soutien contre une douleur soulage d'autant mieux qu'il a des points d'appui plus étendus.

Contrairement à tous les orthopédistes qui évitent le contact avec le point sensible de la branche ischio-pubienne en creusant le bord interne, Bietlot a été amené à engainer davantage cette branche, à élargir sa surface d'appui, à modeler le collet pour ménager une loge profonde, confortable, véritable niche pour l'ischion et la portion postérieure de la branche ischio-pubienne.

Cette forme d'assise nous est très utile comme forme de transition entre la forme classique et la forme à cuvette.

En bénéficient les amputés dont le moignon est ou trop court pour être appareillé avec le modèle ordinaire, ou trop long pour le modèle avec pièce de hanche.

La paroi extérieure de la colonne de prothèse,

Ses contours sont indépendants des contours de la paroi

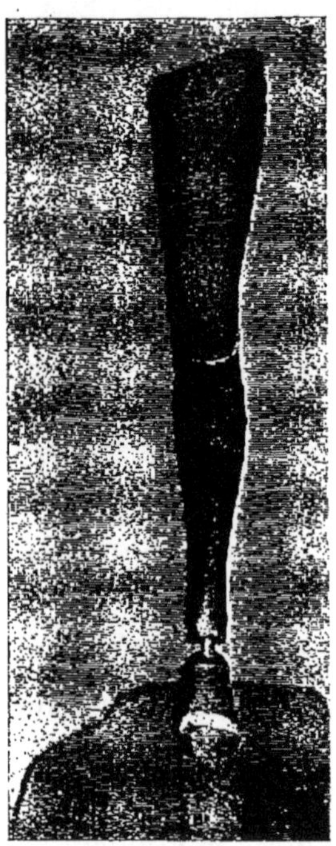

Fig. 18. — Membre artificiel pour amputation au-dessus du genou. (Vue de face.)

intérieure, l'emboîture n'ayant pas une épaisseur de bois égale partout.

La surface extérieure représente dans son ensemble un

cône. Ses faces antérieure et externe sont convexes ; ses faces postérieure et interne sont concaves.

Vue de face (fig. 18), la colonne de prothèse, et la pièce du

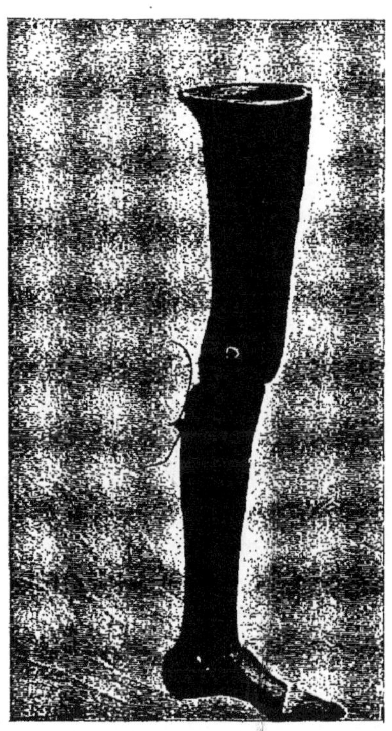

Fig. 19. — Même modèle que fig. 18. (Vue de profil.)

genou, dont l'ensemble constitue le cuissard, a une direction générale nettement oblique en bas et en dedans.

Vu de profil (fig. 19), le cuissard est nettement convexe en avant. L'obliquité en dedans, d'une part, la convexité en avant d'autre part, répondent aux directions anatomiques d'une cuisse normale.

Les supports du cuissard.

Deux attelles de cuir (fig. 20) fixées à la moitié antérieure

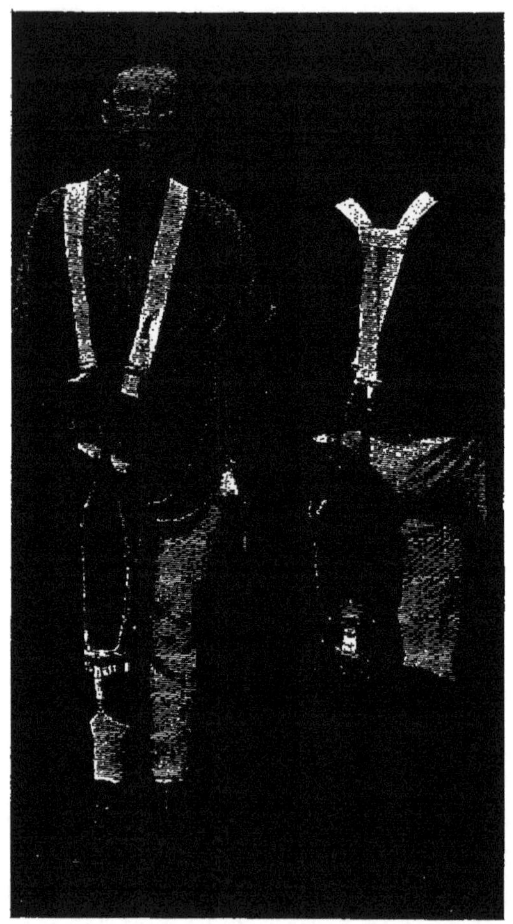

Fig. 20. — Disposition des attelles et des bretelles, supports du cuissard.

et supérieure de la jambe, remontent obliquement sur les faces latérales du cuissard.

Arrivées à mi-hauteur de ces faces latérales, chacune d'elles se divise à son tour en deux attelles, l'une antérieure, l'autre postérieure.

De ces quatre attelles, les deux antérieures se croisent à la hauteur de l'aine et s'attachent aux deux chefs antérieurs des bretelles passant par-dessus les épaules : les deux chefs postérieurs se croisent dans le dos et s'attachent aux deux chefs postérieurs de ces bretelles (Système Hanger).

Lorsque nous aborderons la question de la marche, nous envisagerons le rôle que les bretelles de support jouent comme contrôle sur le membre artificiel.

Dans les cas de moignons courts, vu que la colonne de prothèse est de hauteur réduite et que les chances d'adhérence du moignon à l'emboîture sont diminuées, il est utile d'appliquer un système d'attache supplémentaire. A cet effet, outre les bretelles qui supportent le membre artificiel par devant et par derrière, on dispose deux attelles de support, appliquées sur les faces latérales. Elles ont pour but de prévenir le ballottement latéral pendant la marche, si préjudiciable à la bonne stabilité de l'individu.

Ce support supplémentaire est une ceinture de cuir. Au côté externe de celle-ci est appendue une languette de cuir boutonnée. La languette s'attache sur un bouton rivé à deux centimètres au-dessous du bec. Au côté interne, un passant, glissant sur une poulie rivée au tiers supérieur de la face interne du cuissard, est attaché en avant et en arrière à la ceinture.

Parfois on fixe en avant le passant à la bretelle la plus interne.

II

DES AUTRES PIECES CONSTITUTIVES DU MEMBRE ARTIFICIEL

Outre la colonne de prothèse, pièce principale de l'appareil prothétique, il importe de connaître les autres pièces constitutives du membre artificiel que nous étudierons :

A. — Dans le cas d'amputation au-dessous du genou.

La colonne de prothèse se prolonge vers le haut par des montures métalliques articulées au genou, et elle se prolonge vers le bas par une pièce de bois, la cheville. Celle-ci s'articule avec une autre pièce de bois qui est le pied. Le pied possède une articulation, vers son tiers antérieur et on lui considère un arrière-pied et un avant-pied.

Les montures métalliques dont nous avons déjà eu l'occasion de parler précédemment, possèdent des *charnières* ou *axe métallique* pour la flexion et l'extension de la jambe sur la cuisse.

Les orthopédistes ne sont pas d'accord sur la position à donner aux charnières par rapport à l'articulation du genou. La majorité d'entre eux place l'axe métallique au niveau de la partie moyenne de la rotule. Nous allons voir pourquoi les avis diffèrent et pourquoi, nous basant sur des données anatomiques, il faut le placer ailleurs.

Testut nous enseigne « que la partie inféro-postérieure

des condyles possède seule une surface articulaire. Cette surface articulaire, suivie d'avant en arrière, appartient tout d'abord à un cercle de grand rayon, puis à un cercle de rayon beaucoup plus court ; elle s'enroule par conséqnent à la manière d'une volute, autrement dit, elle décrit une courbe spirale, dont les rayons vont en décroissant de la partie antérieure à la partie postérieure.

« Comparés l'un à l'autre, les deux condyles fémoraux ne sont pas exactement identiques. Tout d'abord le condyle interne est fortement déjeté en dedans, le condyle externe plus faiblement déjeté en dehors. Puis la surface articulaire du condyle interne est plus longue que celle de l'externe. Enfin, d'après les mensurations, le rayon de courbure du condyle externe augmente plus rapidement que celui de l'interne. Toutes ces dispositions, on le conçoit, ont une influence énorme sur le mécanisme de l'articulation du genou.

« Ce sont elles en grande partie qui nous expliquent l'association constante des mouvements de rotation aux mouvements de flexion et d'extension.

« Supposons la jambe immobile, la cuisse seule se meut autour d'un axe transversal. Cet axe qui passerait à peu près par les deux tubérosités condyliennes passerait par l'insertion supérieure des ligaments latéraux interne et externe, et perforerait en même temps l'insertion supérieure des ligaments croisés. C'est l'axe qui a été établi par Martin en 1850 et que Cruveilhier a ratifié.

« Mais cet axe conventionnel ne peut être fixe (fig. 21). Il doit se déplacer au fur et à mesure que s'effectue le mouvement. C'est une conséquence de la forme même des surfaces condyliennes, qui ne sont pas sphériques et c'est la conséquence aussi de ce fait que les deux condyles ne se contentent pas de rouler, mais glissent.

« Ils glissent sur leurs glènes au fur et à mesure qu'ils effectuent le mouvement du roulement » (expérience des frères Weber), et ils glissent bien plus qu'ils ne roulent.

« Il n'en saurait être autrement vu la disproportion qui existe entre la surface condylienne qui est longue et la glène tibiale qui est beaucoup plus courte.

« Donc, quand le fémur mobile sur le tibia fixe passe de

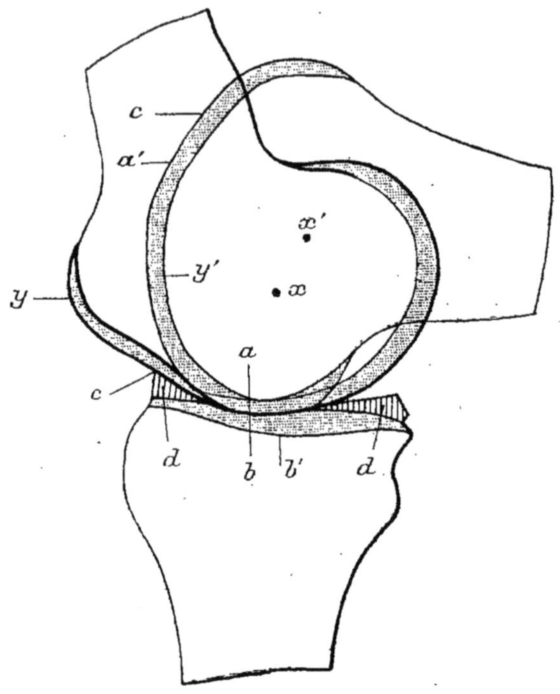

Fig. 21. — Coupe sagittale du condyle interne et de sa glène pour montrer le mode de locomotion du fémur dans la flexion et dans l'extension (modifiée d'après Bugnion).

a et *b*, deux points par lesquels le fémur et le tibia entrent en contact dans l'extension ; — *a'* et *b'*, les positions nouvelles que prennent les points précités dans la flexion ; — *c*, empreinte condylo-trochléenne ; *d, d*, cartilage semi-lunaire (d'après Testut).

l'extension à la flexion, les condyles du fémur roulent d'avant en arrière et glissent d'arrière en avant.

« En roulant en arrière, le fémur recule par rapport au tibia, tandis qu'en glissant en avant, il n'avance pas par rapport au plateau de cet os. Il résulte que la surface articulaire du fémur, dans la flexion, se place dans un plan plus postérieur que dans l'extension.

« En conséquence, son axe articulaire ne peut être une ligne immobile. »

On comprend dès lors pourquoi les orthopédistes peuvent ne pas s'accorder sur la place qu'il convient de lui donner dans l'appareil.

Divers essais ont été tentés pour réaliser un axe idéal; entre autres Marck, et plus récemment Ducroquet. Ce dernier avait imaginé une articulation qui permettait à l'extrémité articulaire de l'attelle fémorale de suivre les déplacements des condyles dans les mouvements.

Mais, dans la pratique, ainsi qu'il le fait très bien observer lui-même, le meilleur appareil sera celui dont le mécanisme est très simple. Et comme on bénéficie d'un certain jeu qui existe toujours entre l'appareil et les tissus, on se trouve encore dans des conditions suffisamment satisfaisantes, si on se borne à fixer l'axe d'après un point de repère conventionnel et en choisissant celui de Martin et de Cruveilhier.

Dans l'atelier de prothèse belge, nous plaçons l'axe du genou sur les tubérosités condyliennes.

Nous nous repérons d'après l'extrémité inférieure de la rotule. Le sujet étant debout, on fait passer sur la pointe de cet os un plan parallèle au sol, et dans ce plan, on situe les deux charnières à l'union des trois quarts antérieurs avec le quart postérieur du pourtour du genou.

On se conformera aux règles suivantes pour poser les charnières :

Les deux charnières sont dans des plans parallèles entre eux.
Les charnières sont dans un même axe transversal.

Cet axe est parallèle au sol et parallèle à l'axe de l'articulation tibio-tarsienne.

Aux charnières de l'articulation du genou viennent aboutir les deux tiges métalliques (fig. 22), rivées au cuissard et dont nous avons déjà mentionné le cintrage suivant le plan frontal.

En plus de ce cintrage, les ferrures, rectilignes sur la plus grande partie de leur trajet, se recourbent en arrière vers leur extrémité inférieure. La convexité antérieure résulte des rap-

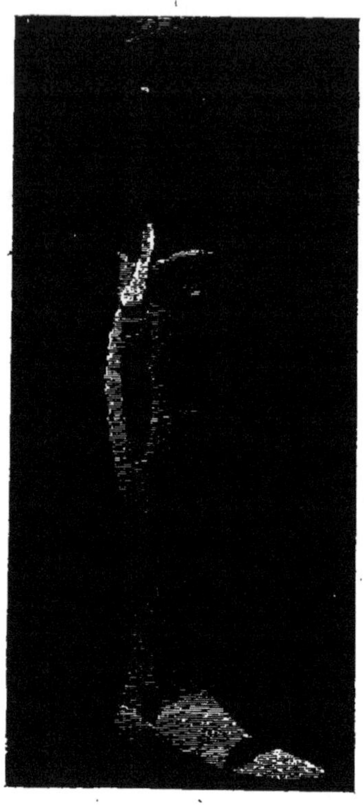

Fig. 22. — Membre artificiel en cours de fabrication pour amputation au-dessous du genou. Les tiges métalliques sont recourbées en arrière à leur extrémité inférieure par suite de l'antéposition de la cuisse sur la jambe. (Vue prise avant la pose du parchemin.)

ports anatomiques entre le segment cuisse et le segment jambe.

En effet, les deux segments, cuisse et jambe, considérés de profil, ne sont pas disposés dans un même plan frontal. La cuisse est nettement antéposée sur la jambe (fig. 23).

La verticale A A′ passant par la partie moyenne de la face

latérale de la cuisse, si elle est prolongée, passe à l'union du tiers antérieur avec les deux tiers postérieurs de la jambe en A′ A″. De même la verticale B B′, montant le long de la partie moyenne de la jambe, si elle est prolongée en B′ B″ aboutit au tiers postérieur de la face de la cuisse.

Si l'attelle A A′ n'était pas cintrée, l'attelle jambière B B′ devrait être placée au tiers antérieur de la face latérale de la jambe dans le prolongement A′ A″.

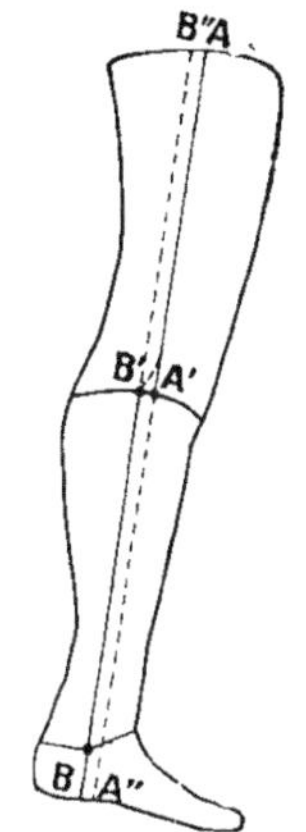

Fig. 23. — Schéma pour montrer l'antéposition de la cuisse sur la jambe.

Cette disposition ne présenterait pas grand inconvénient aussi longtemps que le sujet est debout. Mais dans la position assise, l'angle formé par les ferrures déborderait le genou. Les charnières, faisant saillie sous les vêtements, déchireraient ceux-ci.

La réciproque est vraie : l'axe métallique du genou étant bien placé, la ferrure de la jambe fixée sur le milieu de sa face latérale, l'attelle fémorale tomberait trop en arrière sur le cuissard.

Il faut donc donner un cintrage à l'extrémité inférieure des tiges métalliques du cuissard qui les conduit au point conventionnel, choisi comme axe prothétique du genou.

Cette disposition a l'avantage d'être d'application pratique et simple. Tout en étant suffisamment conforme aux conditions anatomiques, elle n'est pas une disposition idéale. Elle présente certains désavantages, largement compensés d'ailleurs.

Ainsi les charnières ont toujours une tendance à venir déborder le genou parce que l'axe du genou n'est pas un point immuable.

En effet, l'axe se déplace normalement dans la flexion du fémur sur la jambe. Il se dirige en haut et en arrière. Ainsi que le montre la figure 21, il passe de X en X′. Or, la charnière placée en X dans l'extension, ne peut se déplacer en X′. Elle reste en X. Elle était éloignée de la pointe du genou de la distance XY. Elle ne l'est plus dans la flexion que de la distance XY'. Et il est facile de se rendre compte que XY' est plus petit que XY.

Donc, l'axe métallique ne peut se déplacer, il reste en X, tandis que l'axe de l'articulation du genou passe en X'. Le genou et la cuisse fléchis tendent à remonter et à entraîner le moignon hors de l'emboîture. Le moignon en sortant de son emboîture prend une position oblique en haut et en arrière. On comprend l'inconvénient qui résulte de la pression exercée par le moignon contre la colonne de prothèse, précisément au point toujours vulnérable auquel a été pratiquée la section opératoire du tibia.

Malgré ces légers inconvénients, mieux vaut encore une charnière simple, légère et solide, qu'un dispositif compliqué, qui se détériore, ou un système de tiges telles que Marck a conçues. Marck a tenté de ne fixer au cuissard que l'extrémité supérieure des attelles. Ces attelles n'étant plus solidaires de la gaine de cuir, la position de la cuisse peut changer dans la flexion du genou.

Ce dispositif a ses inconvénients. Mieux vaut s'en tenir aux charnières avec tiges ordinaires.

Nous utilisons le mode d'articulation à chape ou mortaise, qui permet de dépasser l'angle droit dans la flexion (Voyez fig. 22).

* * *

La colonne de prothèse se prolonge vers le bas par une pièce de bois, *la cheville de la jambe.*

Le centre de cette pièce est évidé dans sa moitié supérieure (fig. 24).

Elle présente à son extrémité inférieure un *bec* de bois, en forme de coin, dont la pointe est dirigée en avant et en bas et dont la base est enchâssée dans la cheville.

C'est un butoir, pénétrant dans la pièce du pied, qui s'oppose à la bascule en avant de l'appareil.

En arrière du bec, la face inférieure de la cheville présente une encoche transversale disposée à égale distance des bords antérieur et postérieur.

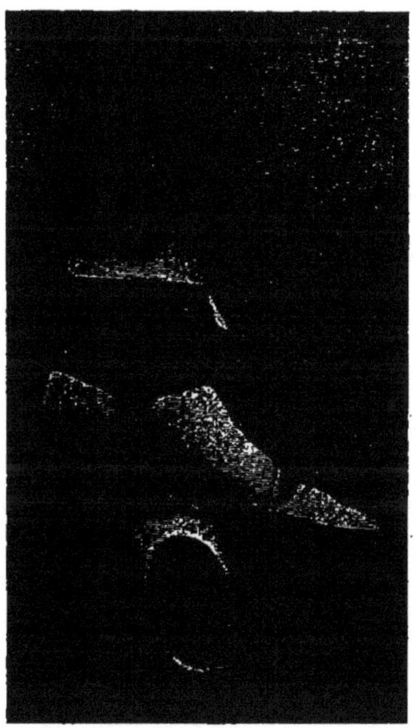

FIG. 24. — Détails des pièces de la cheville et du pied.

Cette encoche loge un tiers environ de l'axe métallique tibio-tarsien.

*
* *

Le montage de la colonne de prothèse sur la cheville comprend *la mise à longueur* et *l'orientation* des deux segments l'un par rapport à l'autre (fig. 25).

Pour la mise à longueur on procède à trois mensurations; celles-ci se vérifient l'une par l'autre :

La première consiste à prendre les hauteurs respectives des

épines iliaques antérieures et supérieures. Avec un peu de coup d'œil on évalue la différence de niveau à 2 millimètres près, en appliquant les pouces à plat sur ces épines. Nous avons

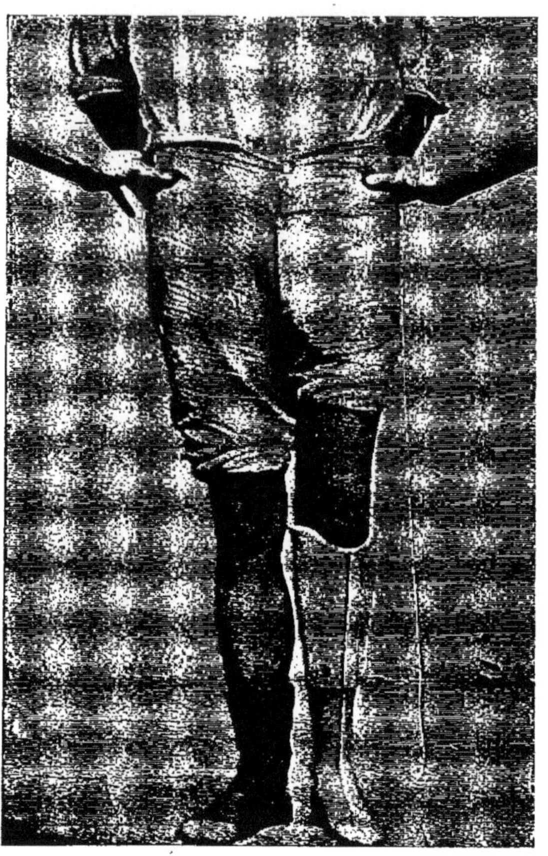

Fig. 25. — Mise à longueur et orientation des segments mollet sur cheville.

tenté d'utiliser précédemment divers appareils de mensuration que nous avions imaginés, mais nous en sommes toujours revenus à cette simple pratique manuelle.

La deuxième consiste à relever sur chaque membre les hauteurs respectives de la pointe de la rotule.

La troisième, à vérifier si l'axe métallique est à la même hauteur que l'axe du genou sain. Cette dernière mesure se prend dans la position debout et dans la position assise. Le sujet étant assis, on vérifie enfin si les cuisses sont dans un même plan horizontal.

L'orientation s'obtient par la correspondance entre eux des axes du genou et tibio-tarsien.

Les principes mécaniques qui règlent cette correspondance découlent des principes anatomiques. Ce sont les suivants :

L'axe du genou est parallèle à l'axe tibio-tarsien.

Les deux axes sont parallèles au sol;

Tous deux sont situés dans un même plan frontal vertical.

La verticale abaissée du milieu de l'axe du genou sur l'axe tibio-tarsien coupe ce dernier par son milieu.

*
* *

L'axe métallique tibio-tarsien est fixé à la cheville à l'aide de deux tiges filetées ou tendeurs ; ces tiges partent de l'axe. Elles s'en élèvent à droite et à gauche de la ligne médiane, traversent la cheville et ressortent dans le fond de sa partie évidées, elles y sont maintenues par deux écrous.

Dans la pièce du pied, une encoche, semblable à celle de la cheville, loge également un tiers de l'axe. Les deux encoches réunies englobent donc les deux tiers de cette pièce d'acier.

L'axe tibio-tarsien est cylindrique, d'un diamètre de 17 millimètres et creux. Il présente sur sa circonférence une gorge médiane circulaire et deux arêtes circulaires (fig. 26).

La gorge reçoit une pièce métallique en U placée perpendiculairement à cet axe. Les deux branches de l'U antérieure et postérieure, dirigées en bas et en avant, sont filetées : elles traversent le pied et s'y fixent par deux écrous. La pièce en U maintient le pied en rapport avec la cheville.

L'axe ne repose pas dans l'encoche inférieure, sur toute sa surface avec la même pression, mais par les deux arêtes qui supportent la plus grande partie du poids de l'amputé. Par leur surface restreinte, elles diminuent les surfaces de frottement.

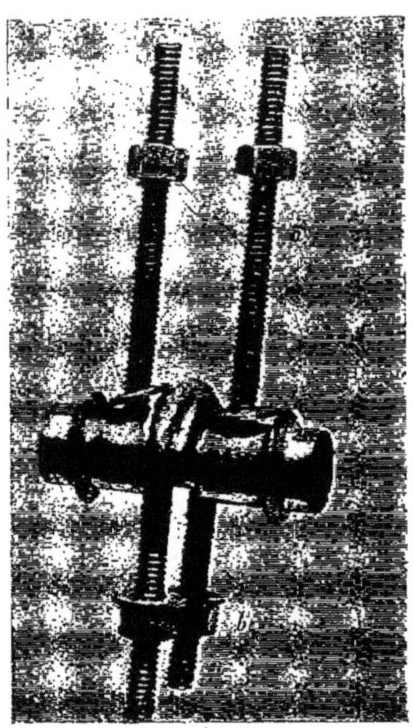

FIG. 26. — Axe métallique tibio-tarsien (Modèle Hanger)
a Tendeurs ; — *b* Pièce en U.

Pour réduire l'usure par contact, l'encoche est protégée par une plaque de cuir.

*
* *

Le pied, dans sa moitié postéro-supérieure, reçoit l'extrémité inférieure de la cheville et la loge dans une concavité en forme de nacelle (voyez fig. 24).

Dans la pièce du pied, en arrière comme en avant de l'axe, le bois est creusé de deux trous. Ceux-ci sont occupés par deux blocs de caoutchouc. En serrant les écrous de la pièce en U on comprime les caoutchoucs qui font office de tampons-ressorts. Ils équilibrent le pied sous un angle variable suivant l'épaisseur des blocs de caoutchouc. La règle est de donner 110° en avant à cet angle.

Considéré au point de vue anatomique, le pied humain est tourné en dehors. Son axe antéro-postérieur coupe le milieu de l'axe tibio-tarsien et passe entre le premier et le deuxième

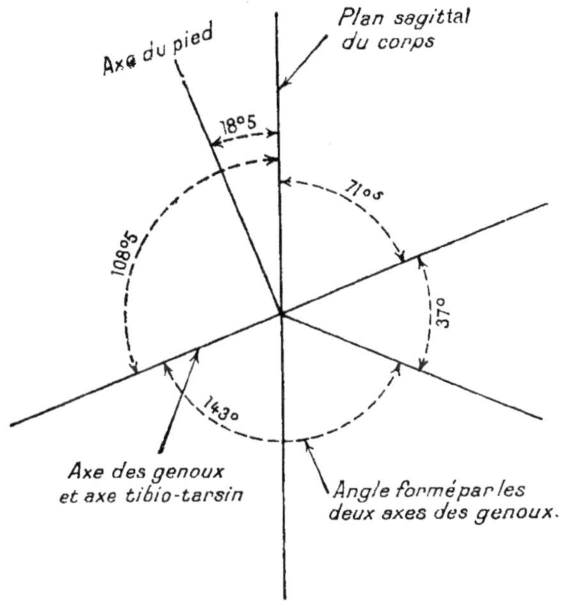

FIG. 27. — Schéma pour montrer l'orientation des axes par rapport au plan sagittal du corps.

métatarsiens. La crête du tibia et le genou regardent également en dehors (fig. 27).

Le plan passant par le milieu de l'axe du genou, par la crête du tibia (celle-ci dans l'ensemble de sa ligne, puisqu'en fait elle présente une courbure), par le milieu de l'axe tibio-tarsien et par l'axe antéro-postérieur du pied est incliné de 18°,5 sur le plan sagittal du corps.

En prothèse nous donnons au membre artificiel l'orientation qui existe dans la statique humaine.

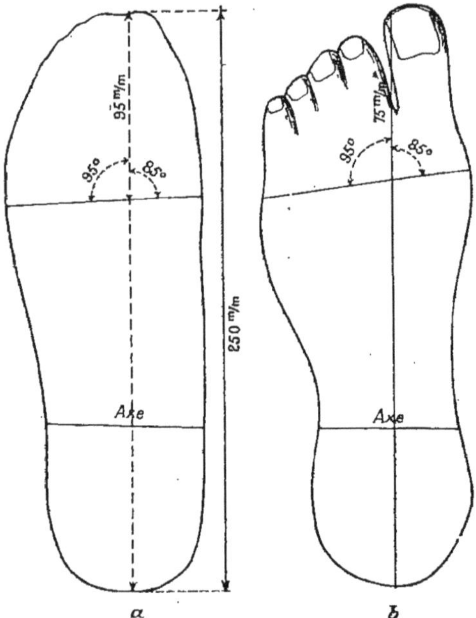

Fig. 28. — Schéma d'un pied.
a, pied artificiel ; — *b*, pied sain.

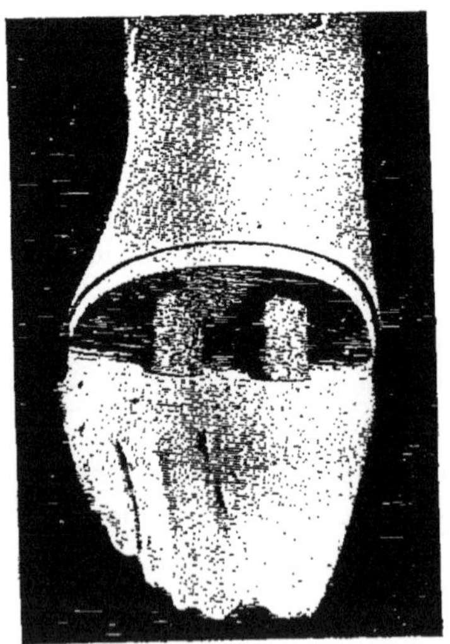

Fig. 29. — Articulation de l'avant-pied.

L'articulation de l'avant-pied est reportée en arrière et placée à environ 20 millimètres en arrière de la ligne métatarso-phalangienne délimitée par rapport au pied sain (fig. 28).

Elle possède une direction légèrement oblique en dehors et en arrière. L'angle que fait cette ligne métatarso-phalangienne en coupant l'axe antéro-postérieur du pied est le même que celui d'un pied sain. Cet angle est de 95° du côté externe, donc 85° du côté interne.

La partie antérieure du pied (fig. 29) est sectionnée au niveau des articulations métatarso-phalangiennes. La surface de section est taillée en biseau, de façon à enlever un coin de bois à base supérieure. Les deux parties sont unies par une semelle de cuir, tandis qu'à leur partie supérieure, l'avant-pied et l'arrière-pied sont écartés l'un de l'autre par des tampons de caoutchouc faisant office de ressort.

Une peau de cuir unit sur la face dorsale l'arrière-pied à l'avant-pied et s'oppose à l'écartement exagéré de ces deux parties. L'angle de flexion de l'avant-pied sur l'arrière-pied est de 15°.

B. — Dans le cas d'amputation au-dessus du genou.

Outre la colonne de prothèse, le membre artificiel pour amputation au-dessus du genou comprend :

Une pièce de genou, une pièce de mollet, une pièce de cheville, une pièce de pied, et deux axes métalliques qui articulent l'un la cuisse avec la jambe, l'autre la cheville avec le pied. Une tige de bois et un élastique forment le mécanisme propulseur de l'articulation du genou [1].

Les différentes pièces ou segments de membre sont d'abord débitées d'après les calibres ou gabaris variant selon la taille des individus. Il y a trois grandeurs de calibre.

1. Le mécanisme propulseur décrit dans ce chapitre est celui du membre artificiel de la marque « Hanger ».

Ensuite les pièces sont évidées.

Après avoir été débitées et évidées, les pièces sont modelées aux formes du genou, mollet, cheville et pied.

Vient enfin le travail de montage des segments. Le montage est précédé d'un essayage sur l'amputé pour la mise à bonne longueur et pour l'orientation à donner à chaque segment par rapport aux autres segments.

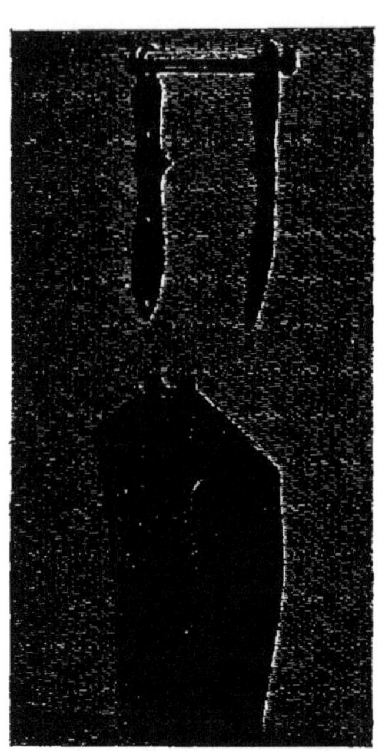

Fig. 30. — Axe métallique du genou.

Nous n'avons plus à revenir ni sur la description de la cheville, du pied ou de l'articulation tibio-tarsienne, ni sur les principes statiques qui règlent leur disposition.

L'axe métallique du genou est un cylindre creux, de 20 millimètres de diamètre et de 10 centimètres de longueur (fig. 30). Il traverse un canal transversal pratiqué dans la partie moyenne du genou. Il n'est pas en contact direct avec la pièce de bois du genou, mais en est séparé par un manchon de bois, manchon qui loge lui-même un manchon de cuir faisant office de coussinet. Cette double enveloppe autour de l'axe métallique protège la pièce principale du genou contre l'usure.

L'axe est fileté à l'une de ses extrémités et taraudé à l'autre pour recevoir le filet d'un boulon.

La pièce du genou (fig. 31) présente un rebord qui vient faire arrêt contre le bord antéro-supérieur de la pièce du mollet. Le rebord épouse la forme de ce bord et marque la limite de cette partie du genou qui pénètre dans la pièce du mollet. Cet arrêt de sûreté n'agit que dans le cas de rupture de l'arrêt principal.

La partie du genou qui s'emboîte dans le mollet est sphérique. Le canal transversal passe par le centre de la sphère; c'est le canal axial qui reçoit l'axe métallique. A la face postérieure de cette calotte sphérique existe une encoche, taillée en forme de parallélépipède rectangle : le grand axe de ce parallélépipède est perpendiculaire à l'axe du genou et mesure 20 millimètres de plus que le rayon de la sphère (donc remonte de 20 millimètres au-dessus de l'axe). L'encoche est large de 27 millimètres et, en profondeur, atteint l'axe du genou.

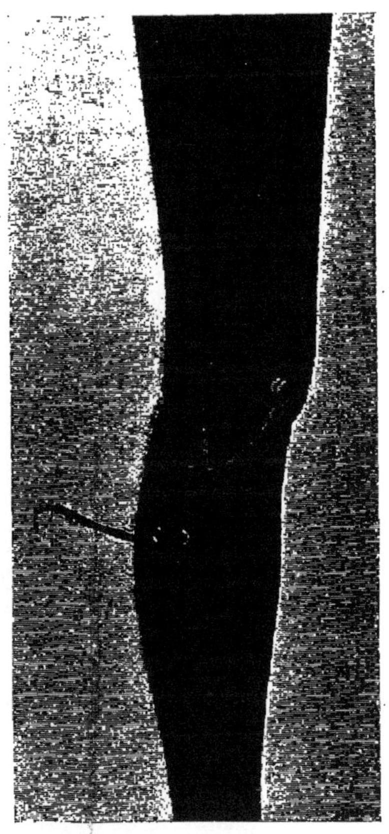

Fig. 31. — Les arrêts du genou ; rebord et mécanisme propulseur.

Une broche d'acier traverse cette encoche.

Cette broche est disposée transversalement, passe à 30 millimètres en arrière de l'axe du genou et à 10 millimètres au-dessous de cet axe auquel elle est parallèle.

Le mollet emboîte la calotte sphérique du genou. Sur ces deux faces latérales sont encastrées deux montures métalliques rivées aux parois. Leurs extrémités supérieures possèdent une douille dont l'une est taraudée pour recevoir le filet de l'axe.

L'axe métallique est donc fixé à la pièce du mollet. C'est le cuissard qui tourne autour de l'axe.

Les montures métalliques du mollet sont disposées verticalement, dans le plan frontal passant par l'axe du genou et par l'axe tibio-tarsien.

*
* *

Au stade de fabrication, où se trouvent achevés la cheville

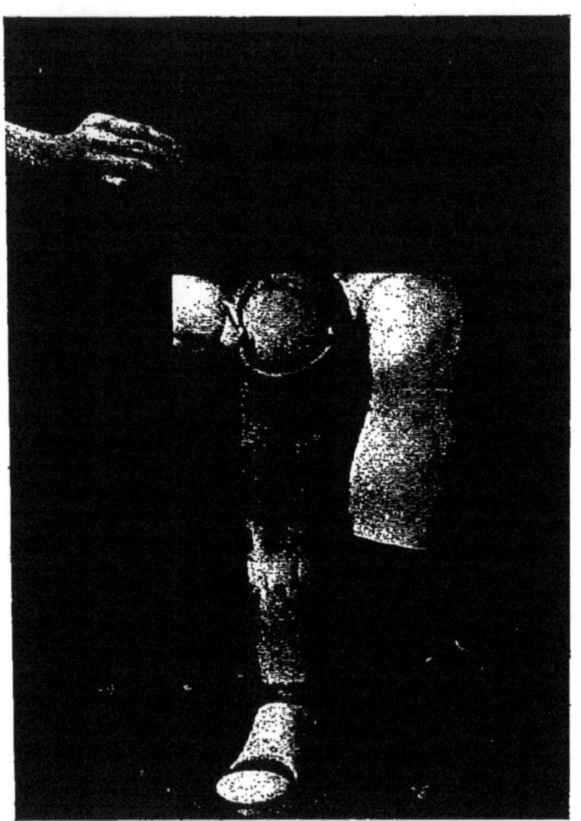

Fig. 32. — Le montage du mollet sur le genou est terminé : Mise à longueur des segments de la jambière dans le cas d'amputation au-dessus du genou.

articulée avec le pied et le genou articulé avec le mollet, on procède au *montage des segments* :

1° Au montage du mollet sur la cheville (fig. 32). Le montage consiste d'abord à mettre les deux segments à bonne *longueur*. On repère d'après l'axe du genou du membre congénère (fig. 33). On coupe soit sur le mollet, soit sur la cheville une

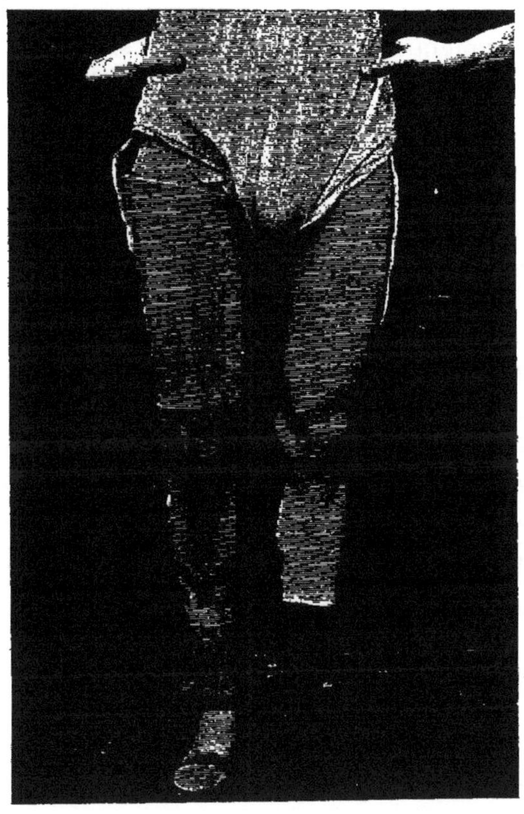

FIG. 33. — Montage de la colonne de prothèse sur le genou : Mise à longueur du cuissard.

rondelle de bois équivalant à la différence des niveaux observés entre les genoux.

Vient ensuite *l'orientation* à donner aux deux segments, l'un par rapport à l'autre.

Pour orienter, on se conforme aux règles déjà énoncées. Il est utile de les répéter :

L'axe du genou est parallèle à l'axe tibio-tarsien. Les deux axes sont parallèles au sol.

Tous deux sont situés dans un même plan frontal vertical.

La verticale abaissée du milieu de l'axe du genou sur l'axe tibio-tarsien coupe ce dernier par son milieu.

Les deux segments de la jambe, étant mis à longueur et orientés, sont assemblés et ajustés au moyen de clefs.

2° Au montage du cuissard sur le genou. *Pour la mise à longueur*, le sujet amputé ajuste son moignon dans la colonne de prothèse; ainsi emboîté et placé debout, il la dépose sur l'édifice constitué par les pièces assemblées que nous venons de passer en revue (fig. 33).

On repère les épines iliaques antérieure et supérieure. On coupe, soit sur le cuissard, soit sur le genou, une rondelle de bois équivalant à la différence des niveaux observés entre les deux épines.

On aura soin de se rappeler à ce moment que le membre artificiel ne doit pas avoir la même longueur que le membre sain. Il doit être plus court de 15 millimètres environ; nous en verrons la raison lorsque nous étudierons les conditions de la marche.

Après la mise à longueur, il faut déterminer *l'orientation* à donner à la pièce du cuissard par rapport aux pièces sous-jacentes.

Cette orientation doit être faite dans le plan frontal, dans le plan sagittal et dans le plan transversal.

a) L'ORIENTATION DANS LE PLAN FRONTAL.

Elle est basée sur les principes de statique du corps humain

Commençons donc par examiner les données anatomiques.

On sait que la verticale du centre de gravité du corps coupe la ligne bifémorale par son milieu; la ligne fémorale réunit les deux têtes fémorales et aboutit aux fossettes des ligaments ronds.

L'axe anatomique du fémur est la ligne qui joint le bord supérieur du grand trochanter au milieu de l'échancrure intercondylienne de cet os.

L'angle que fait l'axe anatomique avec l'axe du tibia est de 170° à 175°.

L'axe mécanique du fémur est la verticale passant par l'axe de rotation de la tête fémorale et par l'échancrure intercondylienne.

L'axe anatomique et l'axe mécanique font un angle de 8° à 10°.

Le plan passant par ces deux axes est dirigé en arrière et en dehors, parce que le col est dirigé en arrière et en dehors.

Le grand trochanter est en arrière de la tête fémorale.

Un plan frontal passant par la ligne bifémorale, coupe l'acétabulum et la tête fémorale et coupe le grand trochanter dans le voisinage de son bord antérieur.

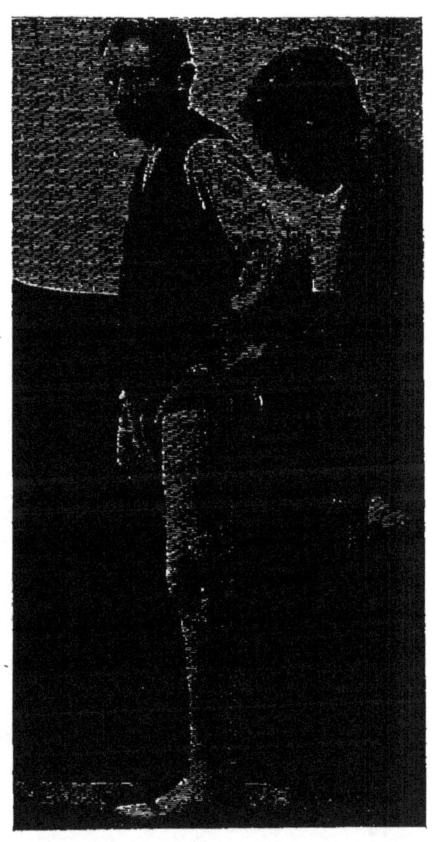

Fig. 34 *a*. — Orientation suivant le plan frontal.

Ce même plan frontal bifémoral coupe l'acétabulum et coupe l'ischion.

De ce qui se présente, il résulte :

Que le bord antérieur du grand trochanter, la tête fémorale et l'ischion sont dans un même plan frontal passant par la ligne bifémorale.

Que la verticale abaissée du bord antérieur du grand trochanter sur le sol passe par l'axe du genou et par l'axe du pied.

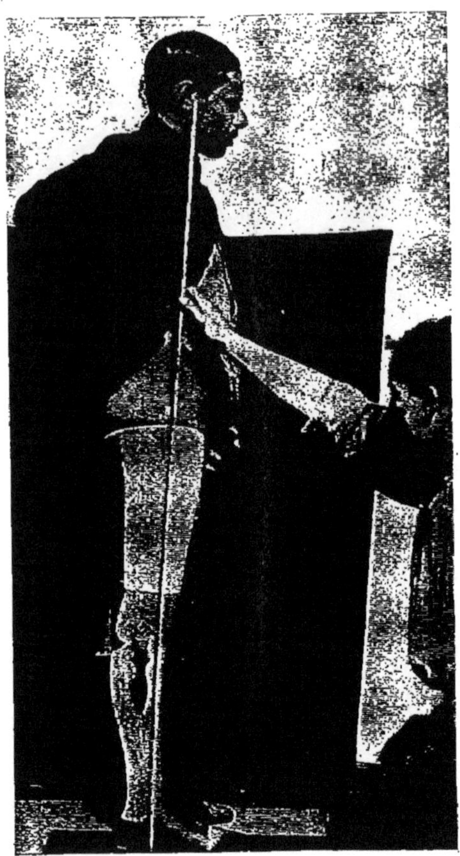

FIG. 34 *b*. — Orientation suivant le plan frontal.

Mauvaise orientation : Il n'y a pas trop d'antéposition, mais hyperextension.

Ces données anatomiques devaient être rappelées parce qu'elles sont nécessaires pour fixer les rapports des points utilisés comme repères pour orienter les segments du membre artificiel les uns par rapport aux autres.

En prothèse, pour orienter le cuissard sur les pièces sous-jacentes, dans le plan frontal, il faudrait choisir la tête fémorale comme repère supérieur.

Mais cette tête n'est pas accessible au palper, dans ce plan. Aussi faut-il choisir le grand trochanter, dont le bord antérieur, repère osseux, immuable, correspond topographiquement sur la face externe de la cuisse, à la tête fémorale (fig. 34, *a*).

En résumé, l'*orientation dans le plan frontal sera obtenue quand la droite passant par le trochanter vers son bord antérieur, passera par l'extrémité externe des axes métalliques de l'articulation du genou et de l'articulation tibio-tarsienne.*

Si alors apparaît un défaut dans les rapports statiques s'il y a « antéposition », ou rétroposition » de la colonne de prothèse par rapport au genou, il suffira de couper le bas du cuissard ou le haut du genou. On aura soin que ce coin de bois enlevé n'entame pas la hauteur totale de l'appareil (fig. 34, *b*).

b) L'ORIENTATION DANS LE PLAN SAGITTAL.

Nous savons que l'axe mécanique du fémur est la verticale

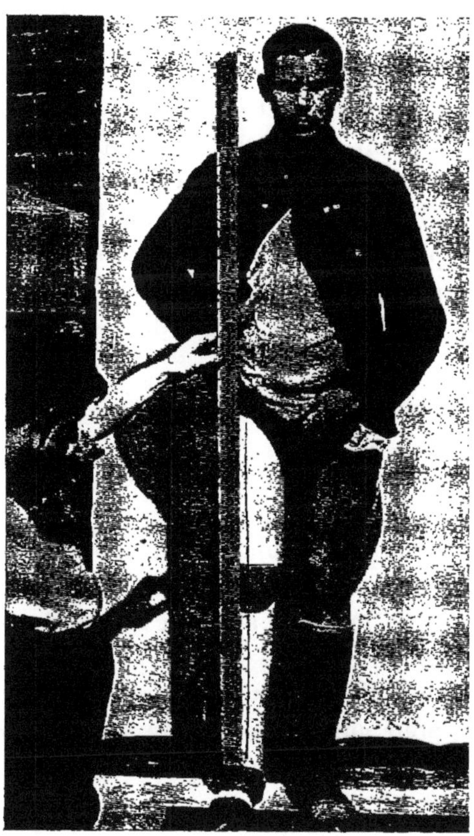

FIG. 35. — Orientation suivant le plan sagittal.

passant par le centre de rotation de la tête fémorale et par l'échancrure intercondylienne du genou. Cet axe prolongé coupe le milieu de l'axe tibio-tarsien.

La tête fémorale sera donc prise comme point de repère supérieur. *L'orientation du cuissard dans le plan frontal sera obtenu lorsque la droite passant par le milieu de l'axe du pied et le milieu de l'axe du genou passera par la tête du fémur* (fig. 35).

Le palper direct de la tête fémorale peut présenter certaines difficultés pour des mains peu expertes. Aussi est-il plus pratique de repérer la situation de la tête en mesurant la distance qui la sépare de deux points toujours fixes : l'épine iliaque antéro-supérieure et l'épine du pubis. Le milieu de la distance est le point où passe l'artère fémorale en arrière de laquelle se trouve, chez un sujet moyen, la tête du fémur, soit à environ 75 millimètres de l'épine.

Si les trois points de repère ne se trouvaient pas sur la même perpendiculaire au sol, il suffirait de sectionner un coin de bois pour corriger ce que le membre a de cagneux ou de bancal.

c) L'orientation dans le plan transversal.

Ce plan passe par les points de rencontre du cuissard avec le genou.

L'orientation suivant ce plan a pour but de déterminer combien les pièces sous-jacentes au cuissard doivent virer sur celui-ci, pour que les axes aient la même direction que ceux du membre sain.

Ainsi que nous l'avons étudié à propos de la construction des appareils pour amputation au-dessous du genou, nous savons que le genou, la jambe et le pied regardent en avant et en dehors.

Le plan passant par l'intervalle entre le premier et le deuxième orteil coupe perpendiculairement l'axe tibio-tarsien et l'axe du genou.

L'anatomie nous enseigne que cet axe n'est pas dans le plan

sagittal du corps, mais forme avec celui-ci un angle dièdre de 18°,5.

Il suffira, pour orienter le pied et partant le genou, de faire virer le groupe des pièces sous-jacentes au cuissard de 18°,5.

Dans la pratique, le moyen le plus simple est de tracer sur le sol deux lignes formant un angle de 37° ouvert en avant.

C'est l'angle normal moyen que forment les deux pieds de l'individu pendant la marche.

Les talons sont joints, les pieds sont posés sur ces deux lignes de telle sorte que celles-ci passent entre le premier et le deuxième orteil de chaque pied.

Un autre moyen de contrôle consiste à prolonger les axes du genou par leurs extrémités internes jusqu'à leur rencontre. En se coupant, ces axes forment un angle ouvert en arrière de 143°, mesurable au fleximètre (V. fig. 27).

*
* *

Du mécanisme extenseur de la jambe sur la cuisse.

Chaque marque commerciale possède pour l'articulation du genou comme pour l'articulation tibio-tarsienne d'ailleurs, un mécanisme, très souvent breveté, et dont chaque fabricant célèbre les louanges dans les publications-réclames, adressées à la clientèle.

En faire une description, même succincte, serait nous entraîner hors du sujet.

Ainsi que nous le disions en commençant et ainsi qu'il ressort dès à présent de cette étude, les avantages ne tiennent pas tant à ces mécanismes, dont les plus simples sont les meilleurs, mais résident bien plus dans les principes qui ont présidé à la confection du membre artificiel.

On verra plus loin que dans certains cas spéciaux de moignon très long (c'est-à-dire quand la section opératoire a été pratiquée à moins de 58 millimètres au-dessus de l'interligne articulaire du genou), il n'y a pas moyen d'adopter ce mécanisme propulseur de la jambe.

L'étude pratique de ces cas spéciaux a attiré notre attention sur son peu d'importance. Tous les sujets, porteurs depuis un certain temps d'un membre artificiel, sont en mesure de se passer de ce ressort s'ils possèdent un moignon d'une certaine valeur fonctionnelle. Nous avons adopté le ressort Hanger. Il

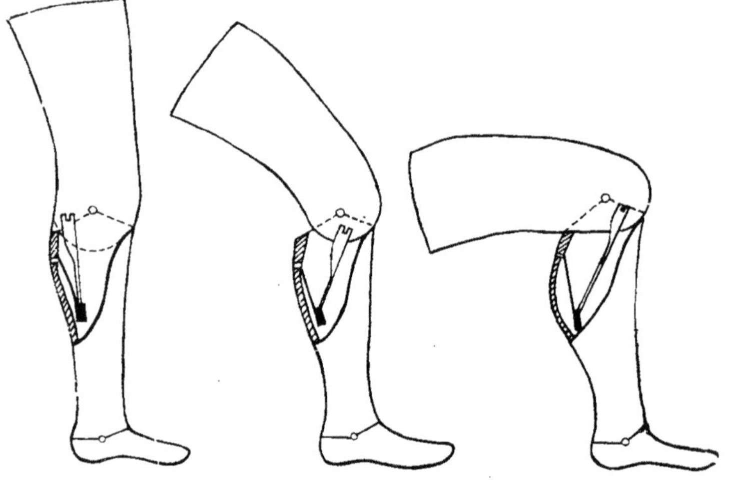

Fig. 36. — Schéma du mécanisme propulseur Hanger.

est facile à confectionner et peu coûteux. Il n'est ni meilleur ni plus mauvais qu'un autre.

L'amputé peut procéder avantageusement lui-même à son remplacement (V. fig. 31).

Il se compose d'une tige de bois et d'un élastique.

L'extrémité inférieure de la tige de bois (longueur de la tige 0 m. 30) est attachée au bout inférieur de l'élastique.

L'extrémité supérieure de la tige de bois munie d'une encoche transversale, est à cheval sur la broche du genou.

L'extrémité supérieure de l'élastique est fixée par un lacet au bord postéro-supérieur de la paroi du mollet.

Le fonctionnement est fort simple (fig. 36) : la broche qui est excentrique se rapproche de la verticale du centre de gravité pendant la flexion et partant se rapproche de l'extrémité inférieure de la jambe. Elle pousse la tige de bois vers le bas qui tend l'élastique ; celui-ci, sollicité à reprendre sa longueur primitive, provoque l'extension de la jambe sur la cuisse, dès que le pied a quitté le sol.

Par l'intermédiaire de la tige de bois dont le centre de rotation est fixé sur le segment supérieur de l'appareil, l'élastique remplit donc son rôle d'extenseur de la jambe ; mais son action s'arrête, aussitôt que la broche a rencontré la verticale. Si elle dépasse le point mort son rôle d'extenseur se change en un rôle de fléchisseur.

Ce rôle de fléchisseur est utile, car combien ne voit-on pas d'amputés dont le membre se détend soudain quand ils sont assis. Le ressort à boudin est dans ce cas. Il se tend à mesure que le genou se fléchit.

La tige de bois qui occupe l'encoche, joue aussi le rôle important d'arrêt principal dans l'extension en s'opposant à l'hyperextension Elle prend un appui supérieur sur la paroi antérieure de l'encoche du genou et un contre-appui inférieur sur la partie postérieure de la surface intérieure du mollet. Elle est séparée de ces surfaces d'appui par des tampons de caoutchouc amortisseurs.

Quoique d'importance secondaire, ce dispositif a néanmoins une certaine action en augmentant la rapidité de l'extension de la jambe. Le propre poids de la jambe propulsée pendant la marche, supplée beaucoup à ce mécanisme propulseur.

Nous aurons du reste l'occasion d'étudier bientôt comment le passage de la flexion à l'extension peut s'effectuer sans aucun concours d'appareil propulseur.

III

DE LA MARCHE

Il ne suffit pas de doter un amputé d'un membre artificiel, puis de le laisser livré à lui-même. Il faut lui enseigner à s'en servir.

Dans les cas d'amputation au-dessous du genou, cette éducation n'est pas nécessaire, car au bout de quelques mètres faits en tâtonnant, il est curieux de le constater, l'amputé nouvellement appareillé peut « prendre son vol », si on me passe cette image.

Dans les cas d'amputation au-dessus du genou, il faut à l'amputé une période d'apprentissage et même une période d'entraînement, car il faut souvent lutter contre la force d'inertie de l'amputé, l'encourager, le stimuler, pour lui faire prendre goût à ce genre d'appareil, puis le lui rendre indispensable.

Avant d'étudier les principes de la marche à l'aide d'un membre artificiel, rappelons quels sont les principes de la marche physiologique d'un individu normal.

« Le membre, porté en avant, aborde le sol par le talon, ensuite par la plante, enfin par la pointe. C'est la période dite période d'appui, par opposition à la période dite période oscillante.

« Avant la fin de cette période d'appui, une même série de mouvements s'est ouverte pour le membre congénère, ce qui fait que la marche est en réalité un double appui. Le contact sur le sol est constant.

« Au moment de l'appui sur le sol, la jambe portante est étendue ou très légèrement fléchie. Immédiatement après, la flexion s'accentue un peu, mais cette flexion n'a pas pour effet d'abaisser la hanche.

« Celle-ci, au contraire, se relève parce que la jambe qui s'est posée d'abord très obliquement sur le sol, prend une position de plus en plus perpendiculaire à lui.

« Presque aussitôt après, la jambe devenue oblique en sens inverse s'étend.

« L'extension se maintient pendant tout le passage du talon à la pointe. L'extension devient complète au moment où le talon quitte le sol.

« Lorsque la pointe quitte le sol, le genou se fléchit. De portante, la jambe devient oscillante.

« Le biceps, puis le psoas et le couturier assurent l'oscillation, mais le travail musculaire est réduit à un minimum tandis que le vide articulaire coxo-fémoral maintient la tête du fémur dans la cavité cotyloïde.

« L'oscillation correspond à la flexion de la jambe et de la cuisse.

« La jambe reprend contact avec le sol grâce au commencement du mouvement d'extension ». (*Diction-médic.*) (1).

Suivant la remarque des frères Weber, la longueur du pas ne résulte pas exclusivement de l'écartement qui existe entre les deux jambes. Ce serait vrai si, à la façon d'un compas, elles ne touchaient le sol que par les deux pointes ; mais la longueur du pied intervient dans la mesure du pas. Car, le pied se posant sur le sol par le talon en le quittant par la pointe, se déroule tout entier sur le terrain et ajoute sa propre longueur à celle de l'enjambée pour fournir la longueur totale du pas. Il s'ensuit qu'à égale longueur des jambes, un pied

(1) Bibliographie : E.-J. Marey, *le Mouvement*, Masson, 1894, p. 129 (Cinématique) ; Demeny, *Mécanisme et éducation des mouvements* ; Carlet, Essai expérimental sur la locomotion de l'homme (*Annales des Sciences naturelles*, 1872) ; De Munter et Le Dent, *Mensurations de l'appareil locomoteur* (Baillière fils).

court produit un pas plus court, de même une chaussure trop courte raccourcira le pas. Enfin le talon élevé diminuera la durée du contact du pied sur le sol. S'il possède 15 à 20 millimètres (hauteur d'un talon normal), il n'influencera pas la longueur de la foulée et même il l'allongera, mais un talon trop élevé rendrait le pas plus court, parce que l'individu est obligé de marcher le genou en flexion.

Cela nous amène à dire que la marche en extension allonge le pas, la marche en flexion, quoi qu'en pense Regnault, élève de Marey, raccourcit le pas. Nous pourrions citer, à l'appui, la pratique de la marche de l'École suédoise qui enseigne la marche en extension, le pas de parade des Allemands, etc., mais ces détails nous entraîneraient hors du sujet.

*
* *

De la marche à l'aide du membre artificiel pour l'amputation de la cuisse.

La marche à l'aide d'un appareil est assez semblable à celle d'un membre sain.

Le membre artificiel, dans sa totalité, est porté en avant et il aborde le sol par le talon. L'amputé, à partir du moment où le talon entre en contact avec le sol, prend point d'appui sur l'appareil, qui possède, dès lors, l'extension maximum. Le pied se déroule sur le sol par la plante. Le talon quitte le sol pour se poser sur l'avant-pied, au moment précis où le membre toujours en extension et qui était oblique en bas et en avant, devient perpendiculaire au sol. Le talon ne quitte pas le sol avant ce moment, parce que la flexion du pied ne dépasse pas l'angle droit (angle de flexion 88° à 90°).

D'oblique en avant, le membre devient oblique en arrière, mais il garde toujours son extension.

Même lorsque le membre est arrivé à la position d'obliquité maximum, sa flexion ne se produit pas forcément, parce que l'appareil est construit de telle sorte que la droite reliant l'avant-pied au point le plus postérieur de l'emboîture passe en avant de l'axe du genou, donc en avant du point de flexion du genou.

La flexion se produit donc à volonté, et seulement au moment où l'amputé le désire.

Ce mouvement s'opère comme suit : le cuissard est porté en avant et en haut, tandis que la pointe du pied adhère au sol.

La puissance du côté du cuissard agissant dans le sens de la marche, la résistance du côté du pied agissant dans la direction inverse, sont deux forces de flexion capables de surmonter la force d'extension du mécanisme propulseur de la jambe. Le genou fléchit.

Mais le pied raclera le sol d'arrière en avant, si au moment où va commencer la période oscillante, le genou étant fléchi, le pied reposant sur la pointe seulement, l'amputé n'opère pas une flexion suffisante du moignon sur le bassin ou n'élève pas ce dernier.

Tous les amputés ont le défaut au début de leurs essais de marche, de racler le sol de la pointe. Cette incorrection disparaît par l'entraînement parce qu'ils quittent le sol de la pointe avant de fléchir le genou.

Dans ce dernier cas, la période oscillante commence alors que le membre, oblique en arrière à l'extrême, est encore dans l'extension.

Mais l'extrême pointe du pied braquée vers le sol, avec l'articulation tibio-tarsienne bloquée à 90° en avant, risque de rencontrer un obstacle pendant l'oscillation et risque de provoquer une chute.

Ces risques de chute ne se produisent pas chez l'individu normal qui peut fléchir le pied jusqu'à 70° suivant les nécessités.

Aussi l'amputé use-t-il d'un subterfuge en élevant tout le corps sur la pointe du pied sain pendant l'oscillation du membre artificiel.

Dans ce but, le talon du côté sain quitte prématurément le sol et le pied arrive plus tôt sur la pointe pour laisser plus d'espace entre le pied artificiel et le sol pendant l'oscillation.

Nous venons de voir que la pointe peut quitter le sol avant la flexion du genou. Dans ce cas, la flexion se produit mais après que le pied a quitté le sol; la flexion n'est alors jamais très prononcée.

Comment expliquer que cette flexion est possible, bien que la force de résistance, agissant par le pied sur le sol, n'entre plus en jeu ? Comment expliquer également que certains amputés ne sont pas obligés, pendant la marche, de faire entrer en action les muscles fléchisseurs du moignon sur le bassin ?

L'explication est donnée par une loi du pendule, que les frères Weber ont voulu appliquer à la marche naturelle.

Ils ont avancé :

Que les muscles fléchisseurs de la jambe sur la cuisse n'entraient pas en action pendant la période oscillante ;

Que les féchisseurs de la cuisse sur le bassin n'entraient en jeu pendant la même période que pour une très petite part, si même ils entraient en jeu.

Pour ces auteurs, le bassin est soulevé par un dandinement du corps et porté en avant ; la pression atmosphérique intra-coxo-fémorale suffirait à supporter le poids de tout le membre inférieur et celui-ci se comporterait comme un double pendule et obéirait à la loi :

Tout pendule formé de deux parties réunies par une charnière se fléchit légèrement dans cette charnière au moment de l'oscillation.

Si ce principe n'est pas rigoureusement applicable à un membre sain, s'il ne comporte qu'une part de vérité, ainsi que l'ont démontré Duchesne (de Bologne), Carlet, Dranter, il peut être applicable dans le cas du membre artificiel.

Nos amputés n'oscillent pas, mais s'exhaussent sur le pied sain pendant que le pied artificiel passe d'arrière en avant. L'entraînement du corps entraîne le bassin ; le bassin entraîne le moignon qui est passif. L'amputé marche avec tout le corps d'un seul bloc, depuis les épaules jusqu'au moignon.

Le membre artificiel qui prolonge le moignon, entraîné, oscille, comme un pendule formé de deux parties, et il fléchit dans sa charnière, qui est le genou, au départ de l'oscillation.

Enfin dans nos appareils, un facteur important entre en jeu lorsque la jambe, de la flexion va passer à l'extension. Ce facteur est représenté par les attelles de support ; elles agissent à la manière de guides. Prenant d'une part leurs insertions sur la face antérieure de la jambe, d'autre part, leurs points d'appui sur les épaules, elles provoquent l'extension de la jambe sur la cuisse par un simple mouvement d'élévation des épaules.

Ces attelles de support sont aussi d'un grand secours, si l'amputé vient à buter, car elles agissent à la manière de rênes. De même, un cheval s'appuie sur son mors quand il est tenu par les rênes dans la main du cocher qui le soutient[1].

En somme, on peut considérer deux modes différents de marche pour les amputés de la cuisse :

La marche en flexion marquée du genou, dans laquelle le moignon intervient pour soulever le cuissard. C'est une marche lente, une marche de promenade ;

La marche en flexion peu prononcée du genou, dans laquelle le moignon n'intervient pas, mais où intervient le corps tout entier. Cette marche se pratique avec un exhaussement du corps. C'est une marche rapide.

Au cours du chapitre suivant, nous aurons encore l'occasion d'envisager certaines dispositions dans le pied favorisant la marche rapide.

1. Ces attelles antérieures peuvent être rapprochées l'une de l'autre à la hauteur de l'extrémité antéro-supérieure de la jambe. Cette disposition qui oblige l'amputé à marcher genou raide supprime l'emploi éventuel d'un verrou — Attelles « Hanger ».

IV

RAPPORTS MÉCANIQUES ENTRE LE PIED ET LA JAMBE PENDANT LA MARCHE

Pour bien comprendre ces rapports, reportons-nous d'abord aux conditions anatomiques de l'articulation tibio-tarsienne humaine.

Cette articulation, à côté d'autres mouvements qui n'intéressent pas notre sujet, possède les mouvements de flexion et d'extension.

L'angle dièdre que forment le pied et la jambe est d'environ 90° dans la station verticale.

En passant de la plus grande flexion à la plus grande extension, le pied décrit un arc de cercle variant entre 80° et 90°.

Ces deux mouvements s'effectuent autour d'un axe transversal, oblique en arrière et en dehors de 18°,5 sur le plan médian, axe qui passe par le centre de courbure de la poulie astragalienne à 20 ou 25 millimètres au-dessous du point culminant de cette poulie où ce qui revient au même, à 6 ou 8 millimètres au-dessus de la face inférieure de l'astragale.

La flexion est limitée par les faisceaux postérieurs des ligaments latéraux et par la tonicité musculaire du mollet.

L'extension est limitée par les faisceaux antérieurs des ligaments latéraux.

Pendant le déroulement du pied sur le sol, et surtout au moment où le talon se détache du sol, les muscles extenseurs entrent surtout en jeu. En prothèse, il n'y a ni jumeaux ni soléaire pour donner l'impulsion propulsatrice; on est obligé de limiter l'amplitude du mouvement de flexion.

Supposons que le pied mécanique possédât une flexion de 20° : que se passera-t-il pendant la marche, au moment où le membre est oblique en arrière?

Le corps tombera de la position III à la position IV. Le pied

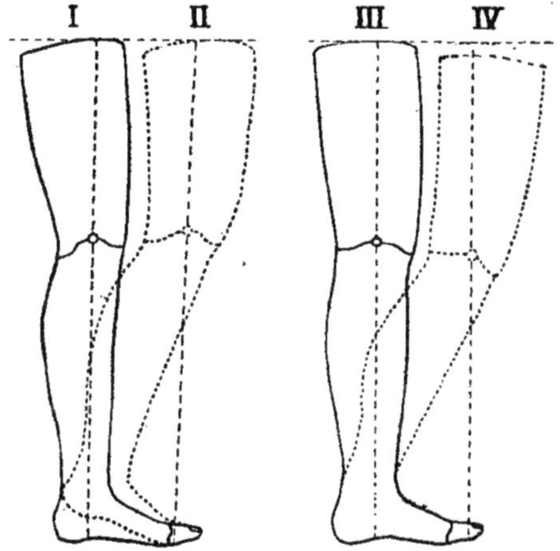

Fig. 37. — Schéma montrant les différentes positions que prend le membre artificiel pendant la marche.
I-II, pied bloqué à 90°; — III-IV, pied bloqué à 70°.

reste à plat sur le sol. A la position IV, le rebord supérieur de l'emboîture de la cuisse n'atteint pas la ligne horizontale passant par ce rebord : tout le membre est diminué de 2 centimètres et demi environ (fig. 37).

Ce n'est qu'au moment où l'angle, que le pied fait avec la jambe, est arrivé à 70°, que le talon quitte le sol.

Le pied articulé, tel que nous le construisons, est monté comme le pied américain.

Dans la position indifférente, l'angle est de 100° au minimum.

Cet angle de 100° a une valeur de 90° à cause de la chaussure dont le talon a une hauteur moyenne de 2 centimètres.

La flexion extrême est de 3° à 5°.

L'extension est de 20°.

En montant le pied suivant ces données, au début du pas, l'angle que fait la plante avec le sol est de 10° au lieu d'être de 30° comme dans les pieds montés en flexion.

Le pied pose à plat pendant tout le temps qui s'écoule entre le passage de la jambe de la position oblique arrière à la position verticale.

Arrivé à cette position, le talon se soulève, le pied pose sur l'avant-pied, puis il quitte le sol.

Le temps de rabattement est donc raccourci ; le talonnement si disgracieux disparaît ; il n'y a pas de diminution de longueur du membre, donc pas de claudication. Le temps de déroulement du pied sur le sol est plus court, donc la marche peut être plus rapide.

Nous avons tenté parfois de faire marcher certains de nos amputés le pied étant posé fortement en extension, soit à 120° sans chaussure.

Pour un pied monté à 120°, le membre doit être assez court (20 millimètres de moins que le membre congénère).

Dans ce cas particulier, l'amputé placé dans la position gymnastique des talons joints, porteur d'une chaussure à talon, ne repose néanmoins que sur l'avant-pied.

Cette position du pied à 120° est à rapprocher de la position donnée aux pieds dépourvus d'articulation tibio-tarsienne. Leur fonctionnement peut être considéré comme identique parce que la flexion du pied articulé bloqué à 120° peut être considérée comme nulle.

Le pied non articulé est formé, à sa partie supérieure, par le noyau de bois qui termine la colonne de prothèse, et à sa partie inférieure par une masse de caoutchouc ou de feutre. Il est en équinisme à 120°. L'avant-pied, dans la position gymnastique talons joints, repose seul sur le sol, de sorte que l'appareil, du moins dans cette position, fonctionne comme un pilon.

Supposons un instant (Ducroquet en a fait l'expérience) que « le pied rigide soit à angle droit sur la jambe et voyons ce qui se produirait dans la marche. Au début de l'appui, le sujet aborderait le sol par le talon : à l'état normal l'angle du pied s'ouvre. Or, celui de l'appareil fixe ne s'ouvre pas; le sujet entraîné par sa propre vitesse se trouverait projeté sur la plante du pied, ce qui provoquerait une flexion du genou. L'amputé aurait la sensation de tomber en avant; il éviterait la chute en reportant le tronc brusquement en arrière.

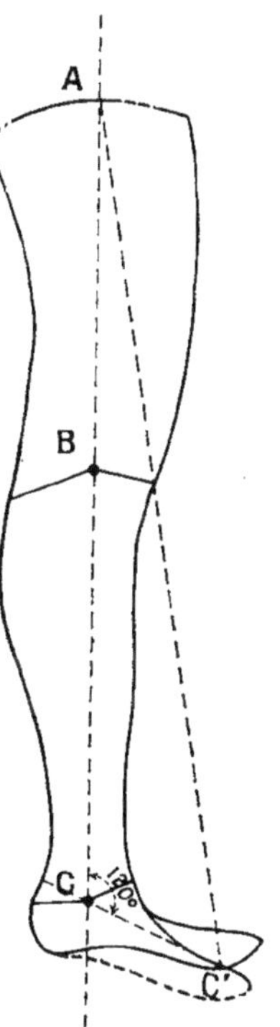

Fig. 38. — Schéma montrant les points par où passe le centre de gravité.

« Deux moyens employés simultanément permettent de supprimer cet inconvénient :

« L'un consiste à monter le pied en équinisme, l'autre à limiter l'extension du genou. Si le pied est en équinisme, l'angle de rabattement du pied sur le sol est moindre. La sensation de chute se trouve amoindrie, mais elle existe encore; il faut diminuer l'angle du pied avec le sol par un autre artifice ; on empêche l'extension complète du genou grâce à une sangle placée en arrière et allant du haut du cuissard au bas de la jambière. De cette façon le pied aborde le sol presque dans son plan.

« Le pied ne pouvant fléchir, la plus grande partie de l'appui se fait sur l'avant-pied. L'amputé court avec plus de facilité. Le pied étant immobile n'est pas sujet aux mouvements de flexion-extension qui se produisent dans un appareil dont le pied est articulé[1]. »

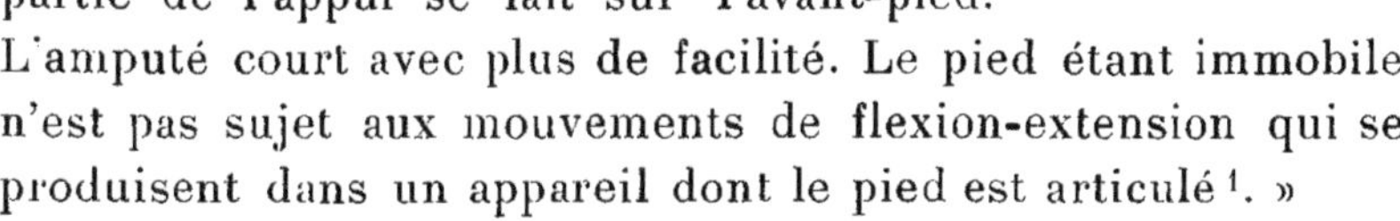

Nos appareils montés en forte extension (120°) et comparables aux pieds rigides, ont montré avec certains amputés des avantages évidents.

1. Ducroquet, Prothèse de jambe, *Presse Médicale*, n° 15, p. 113.

D'abord le mutilé est plus en sûreté contre la tendance à la flexion accidentelle du genou.

Ce fait apparaît dans le schéma 38, dans lequel A C′ verticale du centre de gravité dans l'extension passe en avant de la verticale du centre de gravité A B C (flexion à 90°).

Du fait que le centre de gravité est placé plus en avant, il y a retard à la flexion de la marche. Donc l'amputé a une tendance à marcher le genou raide ou avec une flexion très peu prononcée, et à se servir de son appareil comme d'un pilon. En conséquence, il profite d'une diminution de la perte de temps nécessaire au rappel à l'extension de la jambière fléchie.

Le sujet qui aborde le sol non seulement par le talon mais par toute la voûte plantaire, l'aborde par une large surface de contact avec le sol. Il a plus de surface d'appui que si le talon seul touchait le sol.

L'appareil est moins ébranlé parce que la pointe du pied n'a pas de tendance à dévier en dedans ou en dehors.

DEUXIÈME PARTIE

ÉTUDE DES CONDITIONS D'APPAREILLAGE. ÉTUDE DES MODÈLES DE MEMBRES ARTIFICIELS DANS LES CAS PARTICULIERS D'AMPUTATION DU MEMBRE INFÉRIEUR.

Les deux appareils types, tels qu'ils ont été décrits dans la première partie de cette étude et sur lesquels nous nous sommes basés pour étudier les principes fondamentaux de la prothèse, s'appliquent aux cas d'amputations courantes.

Ces deux types doivent être modifiés quand les moignons d'amputation sortent des conditions ordinaires.

Nous nous proposons d'étudier très rapidement quelles conditions particulières ont nécessité l'adaptation d'un modèle spécial. Nous décrirons ensuite le modèle spécial convenant à chaque cas particulier.

A. — Cas particuliers d'amputation au-dessous du genou.

Cas de moignons très courts.

Les cas de moignons les plus courts que nous avons appareillés d'après le type classique avaient 100 millimètres, mesurés depuis l'interligne articulaire du genou jusqu'au sommet de la calotte terminale du moignon.

Dans les cas de moignons très courts, il n'y a plus possibilité de prendre appui sur les points classiques; les parties molles sont très réduites et, dans la flexion, le creux poplité s'efface.

Lorsque le moignon mesure de 80 à 100 millimètres, il

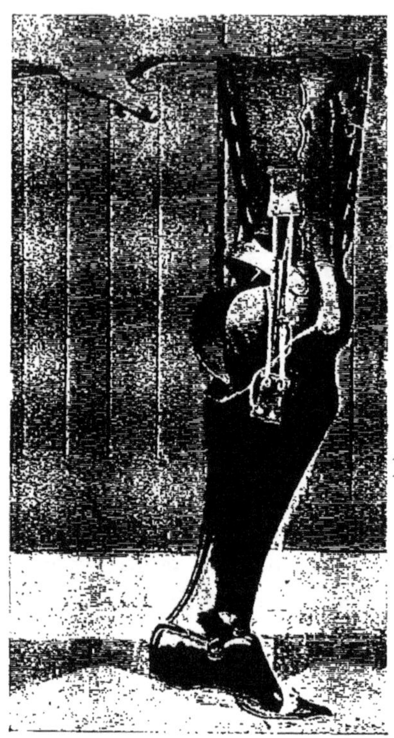

Fig. 39. — Modèle pour amputation au-dessous du genou pour moignon ayant moins de 100 millimètres et pour moignon ankylosé en flexion.

faut abandonner le type classique pour recourir à un modèle d'appareil de marche sur le genou fléchi.

La figure 39 nous dispense d'une description détaillée; qu'il suffise de dire que le cuissard est fait de cuir moulé et qu'il est supporté par un système de ferrures articulées à cran d'arrêt.

L'élastique antérieur qui fait office d'extenseur de la jambe n'est pas d'absolue nécessité. Les lanières de cuir à la face postérieure qui relient le cuissard à la jambière, à droite et à gauche du moignon, sont très utiles. Elles amortissent le choc sur les crans d'arrêt, protègent ces arrêts contre l'usure, et constituent un système excellent pour le réglage du degré de flexion de la jambe sur la cuisse, car elles peuvent être tendues à volonté par l'amputé.

Ce modèle est de rigueur dans le cas d'ankylose du genou à angle droit (V. fig. 39).

Il a le désavantage d'être volumineux. Son poids est supérieur à celui de l'appareil ordinaire.

Ces inconvénients sont compensés : l'appui que constitue le genou fléchi est excellent à condition que la peau soit bien mobile sur les parties osseuses sous-jacentes.

Ce modèle ne vaut pas l'emboîture légère de notre appareil type.

Aussi nous ne saurions trop insister pour que tous les chirurgiens du front se rappellent toujours que l'amputation dite au lieu d'élection est une opération de pis aller. Ils doivent se persuader que le moignon est un levier. Plus celui-ci est long, plus l'amputé possède de force musculaire pour manœuvrer l'appareil et plus il a de surface utile d'appui. La dénomination d'amputation dite « au lieu d'élection » est une vieille dénomination. Le tiers supérieur était le lieu d'élection parce que les orthopédistes fabriquaient des pilons pour marcher sur le genou fléchi. Alors, plus le levier était long, plus disgracieux était ce fléau que l'amputé traînait derrière lui. Aujourd'hui la prothèse a changé ses méthodes et le chirurgien doit se conformer — et il se conforme d'ailleurs — à ces progrès, aussi souvent que le lui permet la mutilation.

Actuellement le nouveau « lieu d'élection » doit être le tiers inférieur de la jambe.

Cas de moignon très long.

Le tiers inférieur ne doit pas être dépassé. Si l'amputation passe plus bas, elle est pratiquée à un niveau où les parties osseuses prédominent sur les parties molles; ce qui entraîne des suites opératoires longues. La plaie est le plus souvent infectée et dans de mauvaises conditions pour guérir, faute d'un matelas charnu suffisamment protecteur. Quand le moignon n'est pas bien matelassé, il n'est protégé que par un tissu cicatriciel adhérent à l'os. La peau s'ulcère au premier heurt et exige des mois pour guérir.

Pour qu'il soit encore possible de confectionner un appareil type classique, la distance de la calotte terminale du moignon au sol ne peut être inférieure à 130 millimètres. Du sol au sommet des tendeurs de l'articulation tibio-tarsienne il y a 120 millimmètres + 10 millimètres d'espace libre pour l'épaisseur du coussin d'appui.

Dans les cas extrêmes, le mollet et la cheville sont très volumineux par suite du volume du moignon à loger.

Amputation de Chopart.

Notre modèle est à l'étude.

Amputation de Pirogoff.

L'opération de Pirogoff consiste dans la section du tibia et du péroné auxquels est suturée la portion postérieure du calcanéum rabattu sur les surfaces de section de ces deux os. Le patient marche sur les parties molles du talon. Il a un raccourcissement variant de 40 à 60 millimètres.

Notre modèle a été mis au point par notre contremaître, le sergent Mascau, d'après les modèles américains (fig. 40).

Une coque de bois engaine le moignon sauf dans sa partie antérieure (fig. 41). La paroi antérieure qui est libre sur la plus grande partie de sa hauteur permet l'introduction du moignon. Cette paroi est fermée par une pièce de cuir qui se lace comme une bottine.

Un axe tibio-tarsien métallique est à l'extrémité inférieure

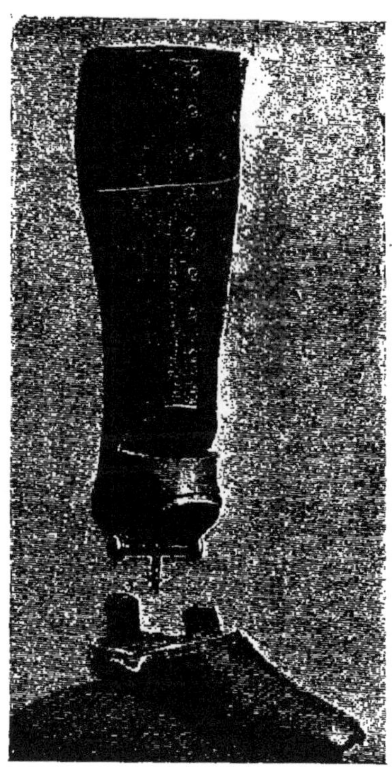

FIG. 40. — Modèle pour amputation de Pirogoff.

de la coque. Il est maintenu par deux tiges encastrées dans les parois latérales de la colonne de prothèse.

Cet axe métallique est creux; il loge la branche horizontale d'un T métallique mobile, dont la branche verticale filetée traverse le pied et s'y maintient par un écrou. Cette dernière branche peut se mouvoir comme un balancier d'avant en arrière autour de l'axe.

La colonne de prothèse présente en avant et en arrière de

l'axe deux faces inclinées l'une vers l'autre, l'une oblique en arrière et en bas, l'autre en avant et en bas; elles sont séparées par la gouttière où se loge un tiers de la circonférence de l'axe.

Du côté du pied se trouvent une gouttière transversale pour

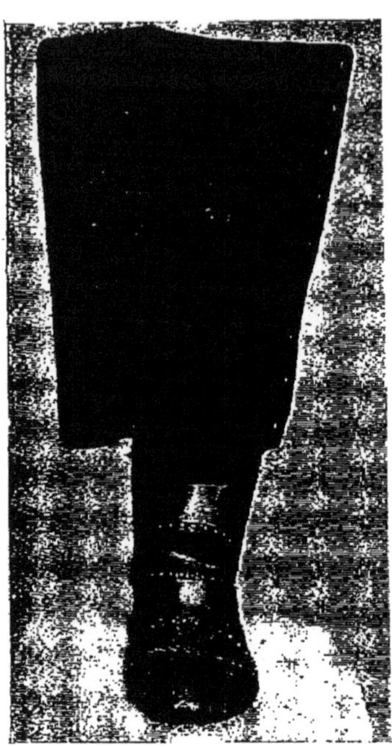

Fig. 41. — Même modèle que figure 40.

loger également un tiers de la circonférence de l'axe et deux faces possédant chacune un certain degré d'obliquité. Ces faces sont creusées chacune d'une loge pour recevoir les blocs de caoutchouc servant de tampons amortisseurs.

L'appareil fonctionne suivant les principes connus.

Amputations avec limitation des mouvements de flexion et d'extension.

Limitation de la flexion. — Pas de modèle spécial, mais nécessité d'un traitement mécanothérapique prolongé. Le port d'un pilon provisoire améliore plus que tout traitement.

Limitation de l'extension. — Elle provient de la mauvaise attitude que prend le patient au lit pendant les premiers jours qui suivent l'amputation. Cette attitude de repos en semi-flexion doit être prévenue par le chirurgien et ses aides.

L'extension complète ne s'obtient parfois que par le port prolongé du pilon provisoire.

Quand la limitation de l'extension est rebelle, il faut modeler la colonne de prothèse en inclinant son grand axe en bas et en arrière. Ceci a pour effet d'augmenter un peu le volume de l'emboîture.

Cette idée d'incliner l'emboîture suivant le degré de flexion du moignon a suggéré à l'un de nos contremaîtres, Bietlot, de confectionner la colonne de prothèse en lui donnant, même dans les cas normaux un certain degré d'obliquité en bas et en arrière.

Notre expérience nous montre chaque jour que l'épine du tibia supporte la plus grande partie du poids du corps, que le côté interne du plateau du tibia occupe la seconde place comme point d'appui, le péroné, la troisième.

L'épine du tibia est donc toujours le point sensible, le mutilé a donc avantage à ce que l'épine ne s'applique pas contre un pan de paroi vertical mais plutôt oblique. Une conséquence heureuse de cette obliquité est que la crête tibiale antérieure repose sur la paroi plutôt qu'elle ne s'appuie contre celle-ci. De ce fait, l'extrémité inféro-antérieure du tibia, c'est-à-dire le point de la section osseuse opératoire, reçoit un contact moins douloureux.

B. — CAS PARTICULIERS D'AMPUTATION AU-DESSOUS DU GENOU.

Cas de moignon très long.

Le moignon le plus long est celui de la désarticulation du genou,

La désarticulation du genou est une mauvaise opération au point de vue prothétique. Je m'abstiens de toutes considérations sur l'opportunité chirurgicale qui l'a décidée.

Les résultats opératoires au point de vue prothèse sont mauvais. Non pas qu'il n'y ait pas moyen de confectionner un appareil prothétique, mais les conditions suivant lesquelles celui-ci sera porté mettent l'amputé dans des conditions d'infériorité. Il est donné quand le patient refuse une retouche opératoire.

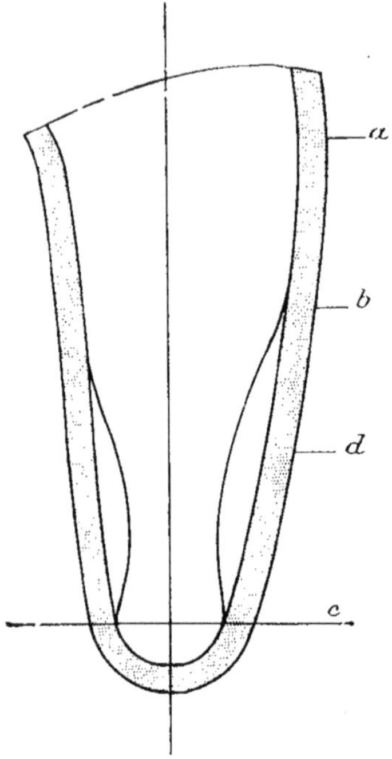

Fig. 42. — Schéma d'une colonne de prothèse pour désarticulation du genou. — (Modèle I, abandonné, réalisé fig. 44 et 45.)

Examinons pourquoi le moignon est de qualité inférieure, ensuite pourquoi l'appareil est moins pratique.

Le moignon est de qualité inférieure, d'abord parce qu'il est trop long, puis parce qu'il est trop volumineux à son extrémité, enfin parce qu'il est mal protégé.

Sa longueur met dans l'impossibilité de placer un axe perforant dans le genou du membre artificiel. Cet axe perforant est remplacé par des montures métalliques appliquées sur la jambière et sur le cuissard, munies de charnières ; d'où augmentation de poids.

Il n'y a pas possibilité d'adapter le mécanisme propulseur. Mais c'est là le moindre des inconvénients, ainsi que le prouvent les divers cas que nous avons appareillés sans mécanisme propulseur de la jambe et pourtant sans préjudice pour la marche normale.

L'extrémité inférieure du moignon est trop volumineuse. Il

a une forme générale conique dont le sommet est au-dessus des condyles. Au niveau des condyles apparaît un brusque élargissement.

Ici l'application du principe sur lequel le moignon doit adhérer sur toute la surface de la colonne de prothèse est

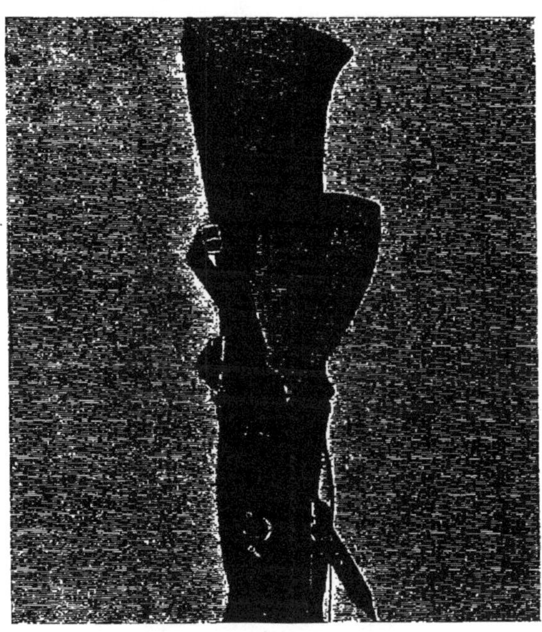

FIG. 43. — Colonne de prothèse ouverte en avant pour la désarticulation du genou. (Modèle II, abandonné.)

inapplicable (fig. 42). S'il y a moyen de faire adhérer, par exemple, les points *a*, *b*, *c*, qui sont à des niveaux où la cuisse est d'un diamètre supérieur ou égal au diamètre des condyles, il n'y a plus moyen de faire adhérer le point *d*, pas plus que les points situés immédiatement dessus ou au-dessous de lui. Aussi est-on obligé de créer des modèles spéciaux.

On peut confectionner une emboîture où toute la surface du moignon adhère, à condition de ménager une ouverture dans la paroi antérieure (fig. 43).

On peut confectionner une emboîture dans laquelle les points *a*, *b*, *c* adhèreront. De cette façon le moignon sera maintenu fixé par son extrémité supérieure et par son extrémité inférieure (fig. 42, 44 et 45).

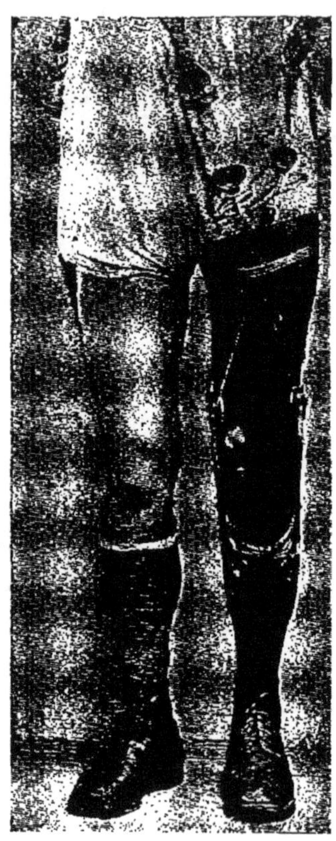

Fig. 44. — Modèle pour la désarticulation du genou (abandonné).
L'axe du genou a été placé très bas. Comparez l'axe du genou sain et l'axe métallique du membre artificiel. Comparez la longueur des deux cuisses et celle des deux jambes.

Nous avons appliqué ce procédé à plusieurs cas. Il a donné d'excellents résultats.

Comme l'extrémité inférieure est trop volumineuse, un autre inconvénient apparaît du côté du genou : Placé dans sa coque de bois, le genou, augmenté de son enveloppe, constitue un volume disproportionné. Quand cette sphère doit être emboîtée dans la partie supérieure du mollet, le volume du mollet devient énorme.

Passe encore pour les sujets dont le squelette est peu développé ; mais chez les autres il faut user d'un autre moyen.

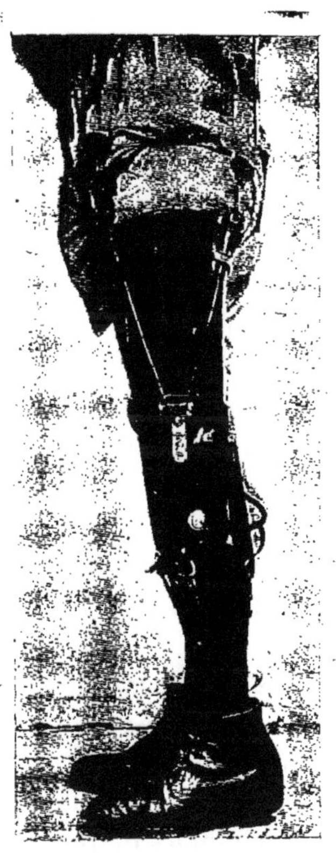

Fig. 45. — Même modèle que fig. 44. (Vue de profil.)

Pour éviter l'inconvénient provenant du volume excessif qu'il faudrait donner à la coque de bois, on descend l'axe du genou (fig. 44). Le cuissard est alors un peu long (de 30 à 40 millimètres environ), la jambière un peu courte. Pendant la marche et sous le pantalon, cela n'est pas trop visible. On remarque davantage quand le sujet est assis, parce que le genou artificiel est plus bas et qu'il dépasse le genou sain. Au point de vue fonctionnel, sauf que l'appareil est lourd, aucun inconvénient n'est à signaler (fig. 45)[1].

Le moignon étant mal protégé, la désarticulation du genou doit être considérée comme une mauvaise opération.

La cicatrice postérieure, résultat d'une intervention à grand lambeau antérieur, adhère toujours aux tissus profonds, si la réunion n'a pas été obtenue *per primam*. Cette adhérence peut s'étendre jusque sur les condyles où il importe que la peau soit au contraire bien mobile.

Le manque de souplesse des tissus prédispose à l'inflammation de ceux-ci. Le frottement de la peau contre les parois de l'emboîture, le moindre heurt provoquent des plaies dont l'allure torpide est caractéristique. Celles-ci exigent un temps très long pour guérir.

C'est pourquoi, chaque fois que l'intéressé y a consenti, nous avons transformé la désarticulation du genou en une amputation supercondylienne.

Le trait de section du fémur passe dans ce cas à la base des condyles, à cet endroit on commence sur le corps de cet os, l'évasement des condyles. La section n'ouvre pas le canal médullaire.

Dans les amputations supercondyliennes et plus souvent dans les transcondyliennes, il n'y a pas toujours néanmoins possibilité de faire passer un axe perforant.

Tout dépend de la hauteur du trait de section.

Aussi nous permettons-nous de recommander que les amputations basses de la cuisse soient pratiquées à 58 millimètres au minimum au-dessus de l'interligne articulaire du genou. C'est-à-dire qu'il y ait 58 millimètres du sommet de la calotte terminale du moignon à l'interligne articulaire.

Pratiquée plus bas, l'amputation nécessite la confection d'un

1. Aujourd'hui, nous avons abandonné ce modèle de cuissard en bois pour adopter le modèle avec cuissard en cuir parce qu'il est plus commode à confectionner.

appareil excellent à tous les points de vue, sans axe perforant, sans mécanisme propulseur. Son seul défaut est d'être un peu coûteux en réparations, plus difficile et plus long à confectionner (fig. 46).

Nous recommandons l'amputation à deux lambeaux, l'anté-

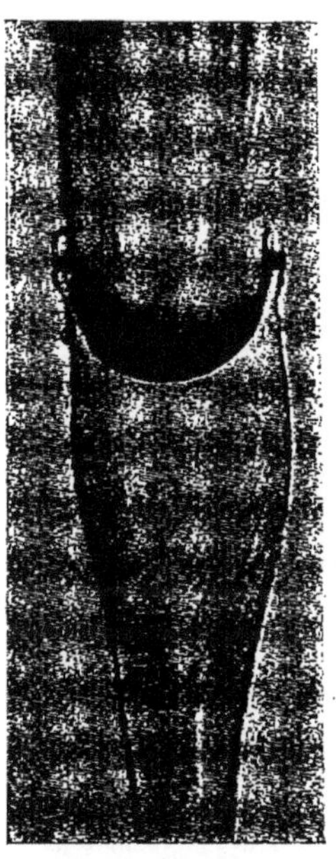

Fig. 46. — Modèle pour amputation supercondylienne et pour amputation de Gritti. (Vue d'arrière.)

rieur long, amputation à cicatrice dite « en gueule de requin », si l'opérateur n'est pas certain d'une réunion *per primam*, à deux lambeaux égaux.

Opération de Gritti.

Une assez bonne intervention est l'opération fémoro-rotulienne. On sait qu'elle consiste en une suture de la rotule, dénudée de son cartilage, au fémur réséqué sur une certaine hauteur. Le moignon est un peu long, son extrémité passe à la hauteur de l'interligne articulaire du genou congénère. Mais comme le moignon est très conique, il y a possibilité de poser l'axe non perforant au niveau classique.

Cas de moignon très court.

Le type d'appareil classique est applicable à tous les cas d'amputation depuis 58 millimètres au-dessus de l'interligne articulaire du genou jusqu'aux amputations dont le moignon possède au moins 100 millimètres de longueur.

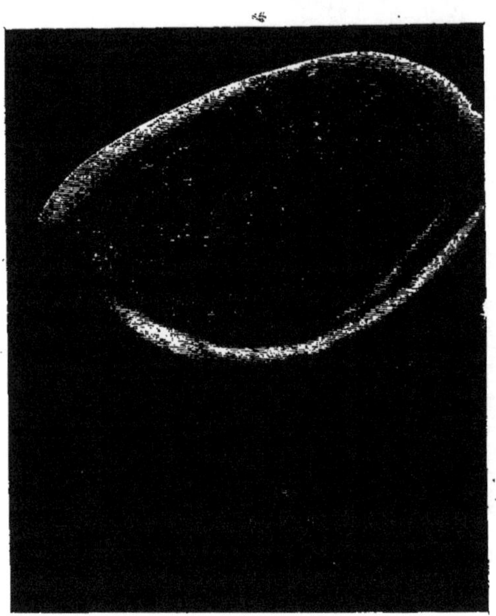

Fig. 47. — Modèle pour amputation haute de la cuisse. Première forme abandonnée.

L'amputé ayant un moignon de 60 à 100 millimètres de longueur recevra un appareil type classique muni d'une emboîture à assise très large (Voir p. 21, fig. 17).

Lorsque la longueur du moignon ne dépasse pas 50 millimètres, il est nécessaire de confectionner un modèle à coupole, dont sont dotés aussi les désarticulés de la hanche.

Ce modèle n'a pas été réalisé d'emblée.

Nos expériences ont passé par trois phases successives. A chacune correspond une forme dérivant de la précédente.

La première forme de colonne de prothèse, qui a été conçue (fig. 47), engaine le moignon le plus haut possible. C'est-à-dire qu'en avant elle vient affleurer au pli de l'aine ; en dehors, le bec passe au niveau de l'extrémité supérieure du grand trochanter; en arrière, le collet s'évase pour remonter sur les muscles fessiers. Cette conformation oblige à ménager une encoche concave dans le bord interne.

Ce modèle, comme on le verra, peut être considéré comme

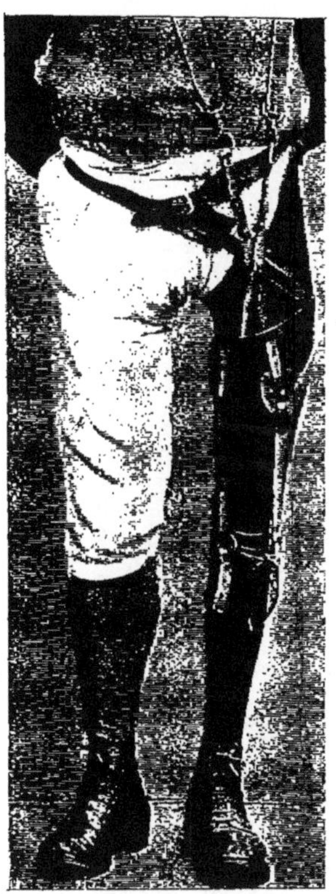

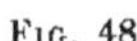

Fig. 48.

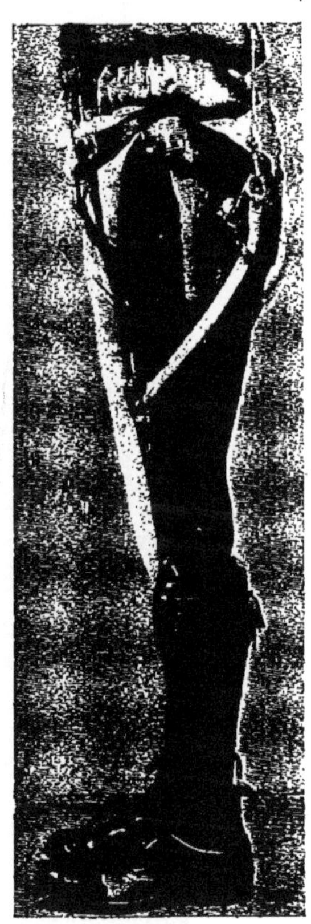

Fig. 49.

l'ébauche des deux formes suivantes, qui tendent vers l'épanouissement de la coque. Cette coque qui engaine le bassin devra posséder des points d'appui osseux, tels que le trochanter, l'épine iliaque, le sacrum, et des points d'appui sur les parties molles, sur lesquelles elle doit se modeler, tels que la fesse, la paroi abdominale, englobant leurs formes rebondies et s'insinuant dans leurs circonvallations telles que le pli de l'aine, l'interligne fessier, etc...

Aussi, inspirés par cette idée, nous avons réalisé la seconde

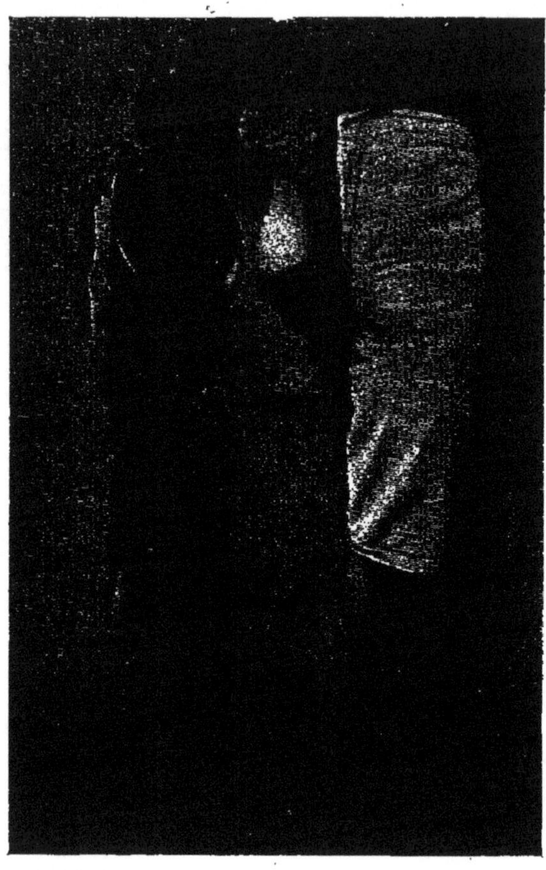

Fig. 50.

Fig. 48, 49, 50. — Modèle pour amputation haute de la cuisse. Deuxième forme abandonnée.

forme (fig. 48, 49, 50). Elle est la forme intermédiaire entre la première et le modèle définitivement adopté.

Dans la deuxième forme, le cuissard remonte vers la crête iliaque, et son bord, sans venir au contact de cette crête, la longe et la suit dans ses contours. En avant le rebord de l'emboîture évite l'épine iliaque antérieure et supérieure et s'échancre afin de dégager l'aine le plus possible.

En arrière, au contraire, l'emboîture forme une vaste loge qui englobe la fesse et la loge jusqu'à l'interligne fessier. Sa surface intérieure loge l'ischion et la branche ischio-pubienne, suivant les principes connus.

Ce modèle a une qualité et deux défauts.

La qualité est d'assurer l'emboîtement du moignon qui est bien fixé solidement dans sa coque. C'est une grande qualité.

Des deux défauts, le premier est inévitable. C'est d'obliger le patient à marcher avec la hanche raide.

Nous avons confectionné un modèle d'essai qu'un amputé a porté et avec lequel il a pu faire des promenades de trois kilomètres par jour.

Mais il se plaignait — et c'est là le second défaut — que le bord antérieur de l'emboîture, qui remonte nécessairement au niveau de l'aine, l'empêchait de s'asseoir aisément, si ce n'est sur une chaise assez haute et en ne s'asseyant que sur une fesse.

Malgré ce défaut il a utilisé son appareil qu'il a porté très régulièrement et sans contrainte de notre part, pendant plusieurs mois.

La troisième forme est un perfectionnement de la seconde (fig. 51). C'est à ce dernier modèle que nous nous sommes arrêtés. Il est constitué de deux segments, en bois, articulés au trochanter. Le segment supérieur est la *pièce de hanche* qui loge le bassin et le moignon. Le segment inférieur est le *faux cuissard.*

A la pièce de hanche, nous désignons sous le nom de *cuvette* sa surface intérieure et sous le nom de *coupole* sa surface extérieure.

La cuvette, en arrière, englobe la fesse ; en dehors elle engaine la région trochantérienne, y compris la crête iliaque

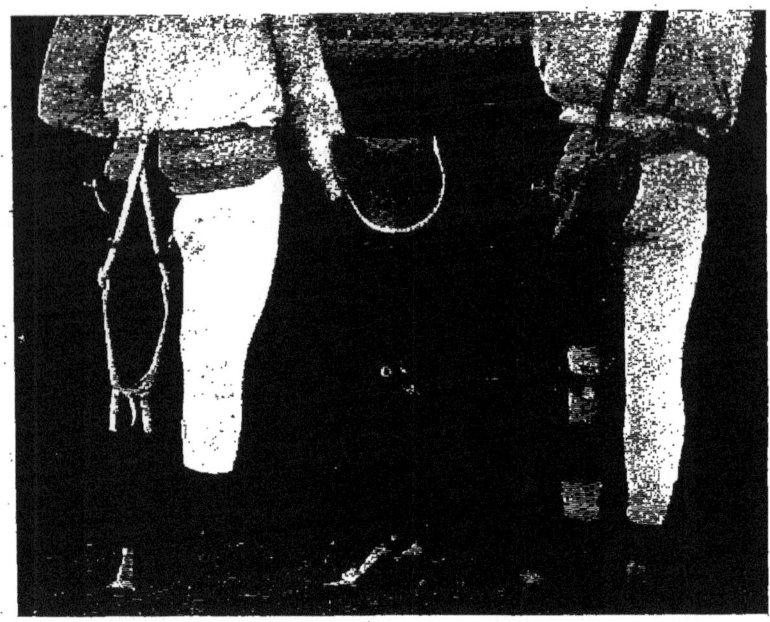

FIG. 51. — Modèle pour la désarticulation de la hanche et pour amputation haute de la cuisse. Moignon de 50 millimètres de longueur maximum.

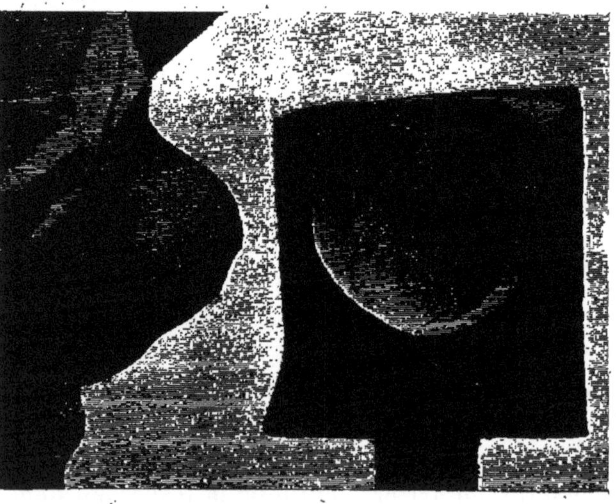

FIG. 52. — Pièce de hanche : Modelage de la cuvette. Modèle pour la désarticulation de la hanche et pour l'amputation haute de la cuisse.

dont la saillie trouve à se loger dans une gouttière ménagée pour éviter toute compression de cet os; en avant, l'emboîture recouvre une partie de l'abdomen; elle s'évase un peu pour éviter de trop comprimer le flanc.

L'extrémité du moignon repose sans pression sur le fond de la cuvette (fig. 52).

On peut considérer à la cuvette trois parois et quatre bords

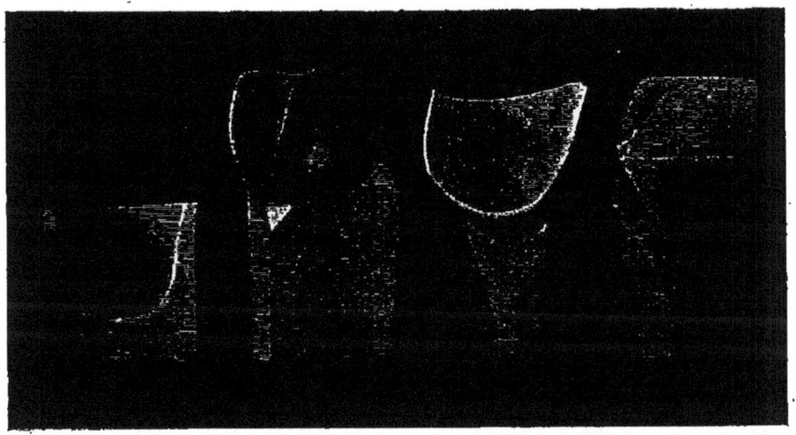

FIG. 53. — Les stades de la fabrication de la cuvette et du faux cuissard.

(fig. 53) : une paroi postérieure fessière, une paroi externe ilio-trochantérienne et une paroi antérieure abdominale. Le bord supérieur se moule dans l'espace ilio-costal; il s'arrête en arrière près de l'épine dorsale et en avant près de l'ombilic. Le bord antérieur court parallèlement à la ligne blanche à 20 millimètres de cette ligne. Le bord postérieur longe l'interligne fessier dont il est séparé par une distance de 5 millimètres environ. Les bords antérieur et postérieur en se réunissant forment le bord interne. Celui-ci est épais, arrondi, mousse. Il sert d'appui à l'extrémité postérieure de la branche ischio-pubienne, tandis que l'ischion trouve un point d'appui plus postérieur dans une logette ménagée à la partie inféro-interne de la paroi postérieure de la cuvette.

La *coupole* varie de 7 à 10 millimètres d'épaisseur, suivant l'endroit considéré. Ainsi sous le bord interne, elle acquiert une très forte épaisseur de bois pouvant être évaluée à 40 millimètres. En cet endroit, le bois est taillé en biseau et dirigé en bas et en dehors. En arrière la coupole présente un léger rebord venant surplomber le bord postérieur du pourtour supérieur du faux cuissard contre lequel elle vient buter et faire arrêt en cas d'accident.

Le *faux cuissard* (fig. 54), rappelle aussi exactement que possible la cuisse absente. Son pourtour supérieur présente un bord antérieur assez oblique en bas et en dehors; un bord postérieur à peu près horizontal. Ces bords antérieur et postérieur en se réunissant forment en dehors une petite échancrure dite *échancrure trochantérienne* et forment en dedans une échancrure plus grande dite *échancrure de la poulie*. Ces deux échancrures sont dans des plans parallèles entre eux.

La pièce de hanche et le faux cuissard sont réunis en dehors (au point trochantérien), par une articulation. En ce point, les deux segments n'entrent pas directement en contact par leurs parties constituantes de bois.

L'articulation de la hanche est métallique. C'est une pièce d'acier très robuste qui a la forme générale d'un X (fig. 55). Imaginée par le chef d'atelier Favart, elle est faite de deux segments superposés, réunis par une vis centrale et assemblés par un écrou. Le bouton à pression traversant les deux segments opère la fermeture au moyen d'un ressort. Le mécanisme fonctionne donc à l'aide d'un bouton à pression agissant par blocage semi-automatique (Modèle déposé).

L'amputé étant debout et désirant s'asseoir, presse sur le bouton et déclanche le mécanisme. Étant assis, veut-il se relever, il étend le bassin sur la cuisse : le blocage s'opère de lui-même.

Il n'y a pas d'articulation interne. Ici, en dedans, les parties constituantes de bois entrent en contact.

A cet effet (fig. 56 et 57), la coupole est taillée en arc de

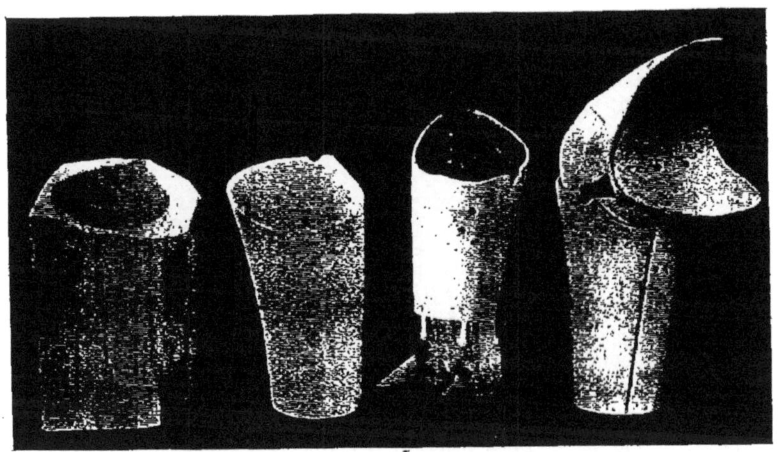

Fig. 54. — Les stades de la fabrication du faux cuissard.

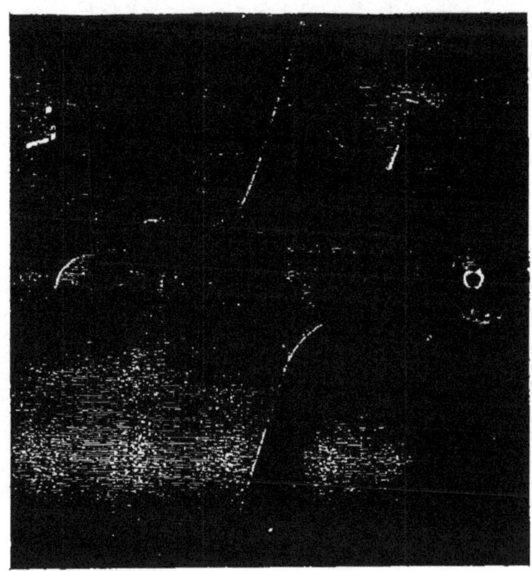

Fig. 55. — Pièces détachées de l'articulation trochantérienne.

cercle sous le bord interne de la coupole. Nous dénommons

cette partie de la coupole *segment de poulie*. Dans les mouvements de flexion et d'extension du bassin sur la cuisse, le

Fig. 56. — Deux stades de la fabrication de la coupole.

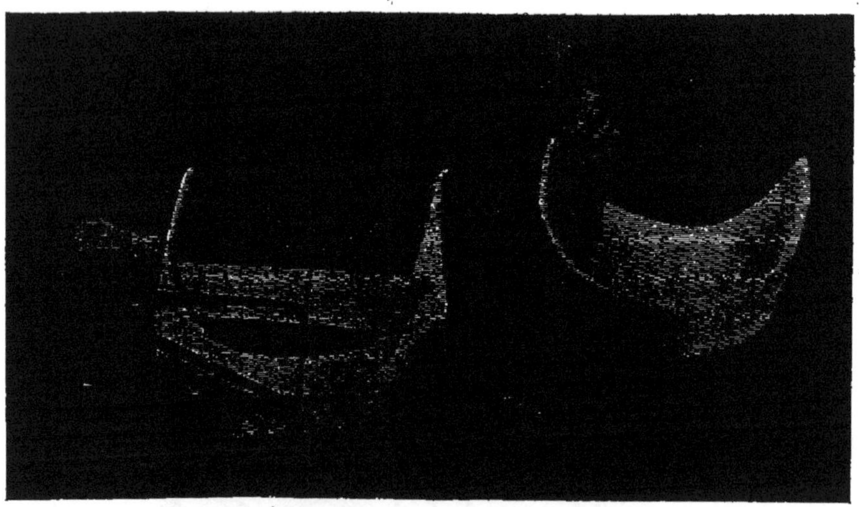

Fig. 57. — Tracé du rayon du segment de la poulie sur la coupole.

segment glisse par frottement dans la grande échancrure interne.

Le maintien du contact intime entre la pièce de hanche et

le faux cuissard glissant l'un sur l'autre est assuré par la présence de deux petites agrafes métalliques dont l'une est rivée sur la pièce biseautée, l'autre, dans l'intérieur du faux cuissard, près du bord interne de son pourtour supérieur. Ces agrafes,

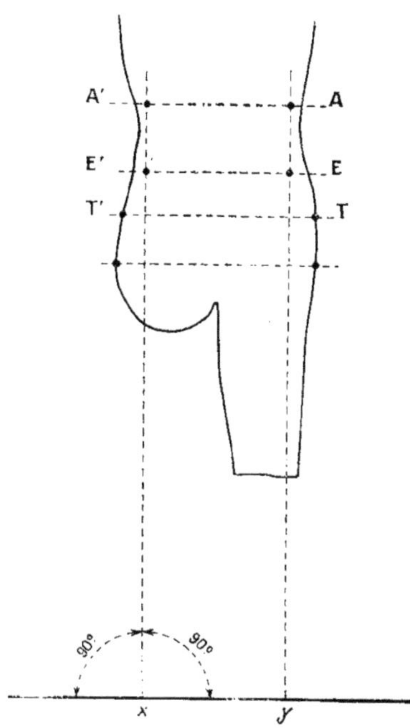

Fig. 58. — Représentation schématique des mensurations suivant le plan transversal.

AA', repères ; — EE', épines iliaques antérieures et supérieures ; — TT' trochanters.

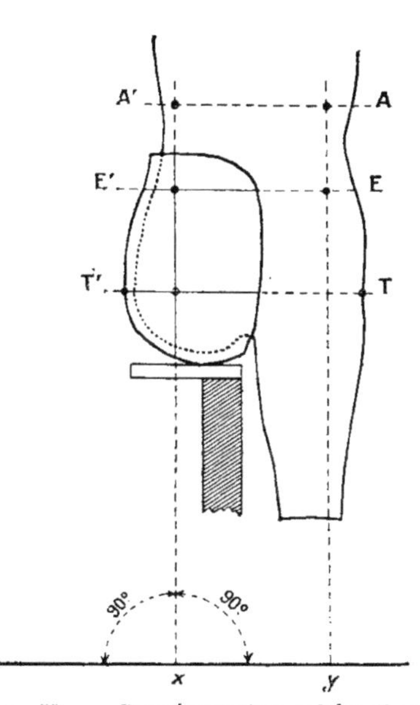

Fig. 59. — Représentation schématique des mensurations sur la coupole, suivant le plan transversal.

quand le sujet se dresse, viennent s'emboîter l'une dans l'autre par frottement progressif. (Voyez fig. 54.)

Ce simple mécanisme, imaginé par le chef d'atelier Mascau, joue à la fois le rôle d'arrêt, limitant l'extension, et le rôle de rail directeur, tout en suppléant l'articulation trochantérienne.

Le *montage* de la coupole sur le faux cuissard se fait d'après les règles suivantes :

L'articulation métallique externe se place au niveau du trochanter.

L'appui interne se place de 50 à 90 millimètres plus bas que l'articulation trochantérienne. Cette distance varie suivant le volume du moignon à emboîter. Elle sera toujours égale au rayon de courbure du segment de la poulie.

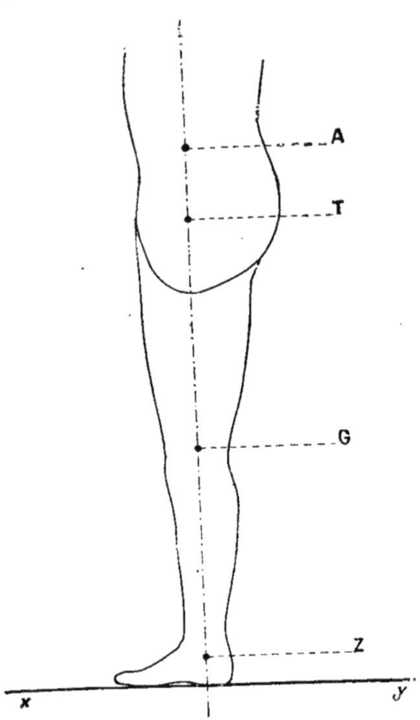

Fig. 60. — Représentation schématique des mensurations suivant le plan frontal.

XY, ligne de terre ; — Z, articulation tibio-tarsienne ; — G, articulation du genou ; — T, trochanter ; — A, repère.

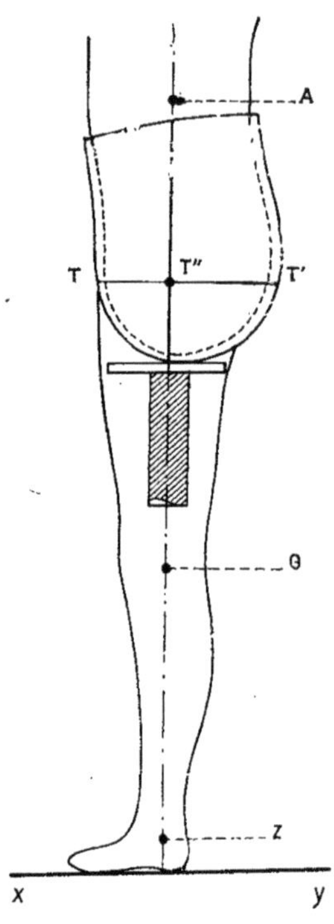

Fig. 61. — Représentation schématique sur la coupole suivant le plan frontal.

T", centre de rotation trochantérien.

La première opération du *montage* de la coupole sur le faux cuissard consiste à déterminer où le centre de rotation trochantérien doit être posé sur la coupole ; la seconde consiste à déterminer le rayon de courbure du segment de la poulie.

Pour marquer sur la coupole le point correspondant au grand trochanter, on procède sur le patient à deux mensurations, l'une dans le plan transversal, l'autre dans le plan frontal.

La mensuration suivant le plan transversal s'obtient de la façon suivante (fig. 58). On place le patient de face dans la

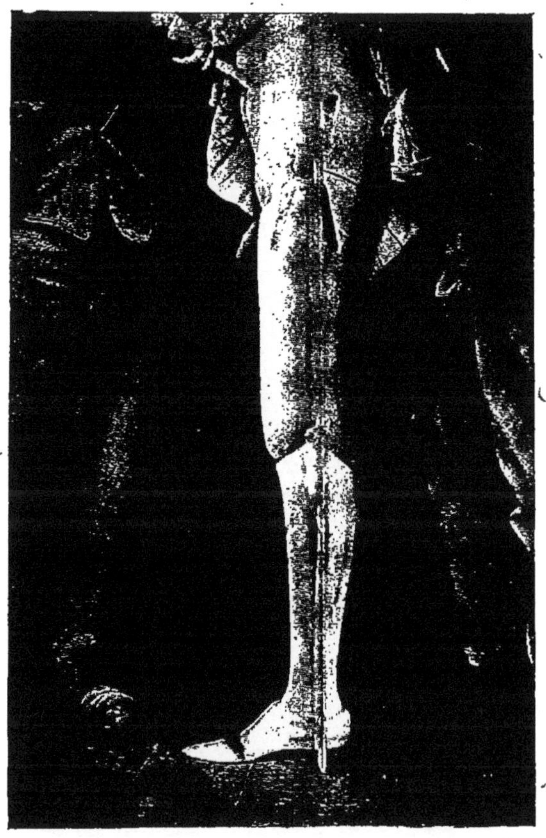

FIG. 62. — Montage et orientation suivant le plan frontal du faux cuissard sur les segments sous-jacents.

station debout, dans une position telle que ses deux épines soient de niveau [1]. A l'aide d'une équerre on trace les lignes EY et E'X perpendiculaires à la ligne de terre YX.

1. Voyez fig. 35 et 44, le procédé de mise à niveau des épines iliaques par application des pouces.

Dans leurs prolongements, à 70 millimètres par exemple de ces épines, on marque sur la peau deux points quelconques, soit les points A et A'. Ces points obtenus, on fait emboîter la

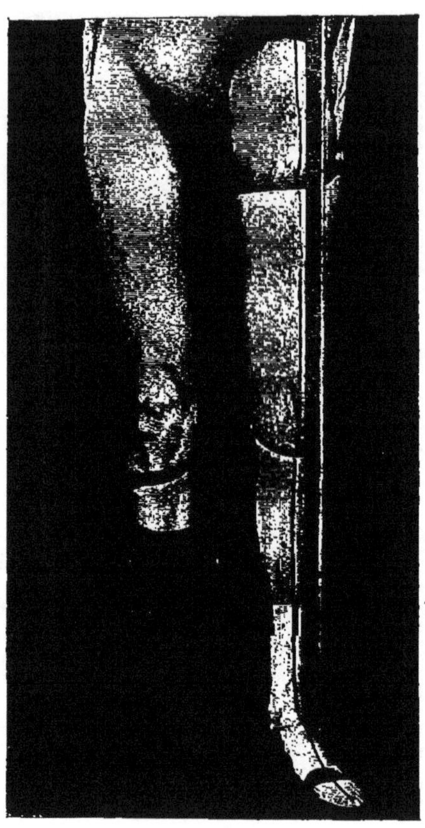

FIG. 63. — Montage et orientation suivant le plan sagittal du faux cuissard sur les segments sous-jacents.

pièce de hanche au patient (fig. 59). Sur la coupole on marque le point E' à la distance de 70 millimètres de A', sur la ligne A'X. Les points E et E' étant replacés à niveau, on trace parallèlement à EE' et à XY, sur la coupole, une droite passant par le trochanter du côté sain. Cette droite TT' inscrite sur la coupole donne la hauteur du trochanter suivant le plan transversal.

La mensuration suivant le plan frontal s'obtient d'une manière analogue (fig. 60). On place le patient de profil dans la station debout, dans une position telle qu'une perpendiculaire élevée de la ligne de terre XY passe du côté sain par l'articulation tibio-tarsienne Z, l'axe idéal du genou G et par le trochanter T. Le patient restant absolument immobile, on se porte du côté amputé où l'on dresse l'équerre de telle façon qu'elle passe perpendiculairement à XY par le point T. Dans le prolongement de cette droite, on marque sur la peau du patient un point quelconque A, par exemple à 70 millimètres de T. Ce point étant inscrit, on fait emboîter la pièce de hanche à l'amputé. Celui-ci est replacé dans la position initiale (fig. 61). Puis on trace sur la coupole une ligne perpendiculaire à XY passant par A. La ligne AZ coupe la ligne TT′ au point T″ qui est le centre de rotation trochantérien cherché.

Pour déterminer sur la coupole le rayon de courbure à donner au segment de la poulie, on fixe provisoirement une planchette (voyez fig. 57) qui prend appui sur le bord antérieur et sur le bord postérieur de la cuvette. Grâce aux deux lignes tracées précédemment sur la coupole, on repère sur cette planchette le point exact qui correspond au trochanter. A l'aide d'un compas, on décrit un arc de cercle dont le rayon choisi sera égal à la moitié environ du diamètre antéro-postérieur de la cuvette.

La poulie est ensuite modelée suivant ce rayon. On lui donne une orientation dans le sens antéro-postérieur parallèle à l'articulation trochantérienne.

Le bord interne de la poulie forme une arête avec le bord inférieur taillé en biseau.

Pour le montage et l'orientation à donner aux segments sous-jacents, par rapport au faux cuissard, il suffit de le régler sur les données énoncées à propos du montage et de l'orientation du modèle ordinaire de membre artificiel pour amputation de cuisse (fig. 62 et 63).

TROISIÈME PARTIE

DES PILONS

Le pilon est et restera, malgré tous les perfectionnements apportés à la confection des membres artificiels, l'appareil idéal de marche pour la grande majorité des amputés.

Si le membre artificiel de luxe, dont il a été question jusqu'à présent est l'appareil de marche pour les sujets habitant la ville, le pilon est l'appareil qui convient exclusivement, pour ainsi dire, aux habitants de la campagne. Il convient nécessairement à tous les ouvriers.

Aussi, cet appareil doit-il être avant tout pratique. Il doit être solide, de construction simple ; sa réparation doit être peu coûteuse. Enfin, il doit être résistant aux chocs, aux chutes et il doit durer.

C'est pourquoi les pilons adoptés par le Service de santé belge ont une immense qualité, celle d'être confectionnés en bois, matière qui ne permet pas, comme le cuir, la déformation par l'usage.

Les pilons s'adaptent dans les cas d'amputation de la jambe et de la cuisse.

Chaque amputé qui a reçu un membre artificiel américain, reçoit également un pilon.

A. — Pilon pour amputation de la jambe.

Le système de pilon adopté pour ce genre d'amputation est le modèle courant connu de tous ; il n'y a pas à le décrire.

Le Service de santé a tenu à doter les amputés de la jambe, d'un pilon pour marcher sur le genou et non pas d'un appareil articulé au genou se terminant par un pilon.

La raison en est logique Nos amputés déjà dotés d'un membre artificiel s'adaptant directement sur le moignon, ou bien peuvent à un moment donné être obligés de se servir de leur pilon parce que leur membre artificiel nécessite une réparation, ou bien parce que cet appareil a déterminé une petite écorchure ou a rendu le moignon sensible au niveau des points d'appui. Mieux vaut donc dans la deuxième hypothèse que l'appareil de secours soit un pilon pour marcher sur le genou, c'est-à-dire sur d'autres points d'appui.

B. — Pilon pour amputation de la cuisse.

Le système de pilon adopté pour ce genre d'amputation est un modèle original qui porte le nom de son inventeur.

Le « pilon Mascau », qui est la conception de notre chef d'atelier est un modèle déposé.

Ce système qui est remarquable par la simplicité et la solidité de l'articulation du genou, l'emportera sur tous les systèmes d'articulation dès qu'il sera connu.

Les premiers pilons ont été délivrés il y a plus d'un an. Aucun ne présente jusqu'à présent le moindre jeu dans le mécanisme du ressort de bloquage (fig. 64).

La colonne de prothèse est construite sur les principes qui président à la confection des membres artificiels. Elle est en bois de saule et recouverte d'une peau parcheminée.

A la colonne de prothèse fait suite vers le bas la pièce du

genou. Son aspect diffère notablement du genou du membre artificiel.

Ce genou fait partie de l'articulation elle-même, en ce sens que la fourche du pilon vient prendre appui en avant contre

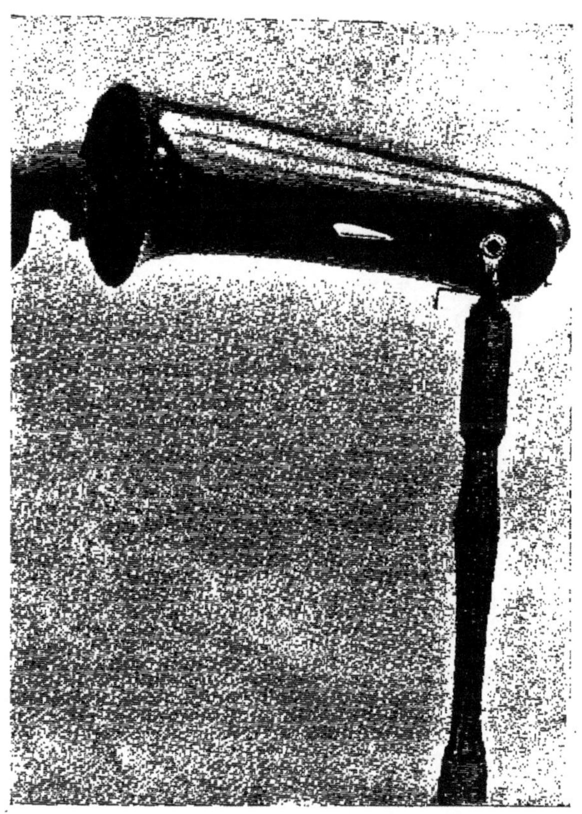

FIG. 64. — Pilon belge système breveté de « Mascau ».

un rebord qui a pour but de limiter le mouvement d'extension.

La pièce du genou est traversée par un canal qui reçoit l'axe métallique. Un manchon de bois à l'intérieur duquel se trouve un manchon de cuir protège la pièce principale contre l'usure. Les deux manchons sont facilement remplaçables, et à peu de frais.

L'axe métallique est cylindrique, creux, long de 10 centimètres, fileté à l'une de ses extrémités et taraudé à l'autre.

L'extrémité filetée est limitée par un recouvrement et se visse dans la branche taraudée de la fourche. L'autre extré-

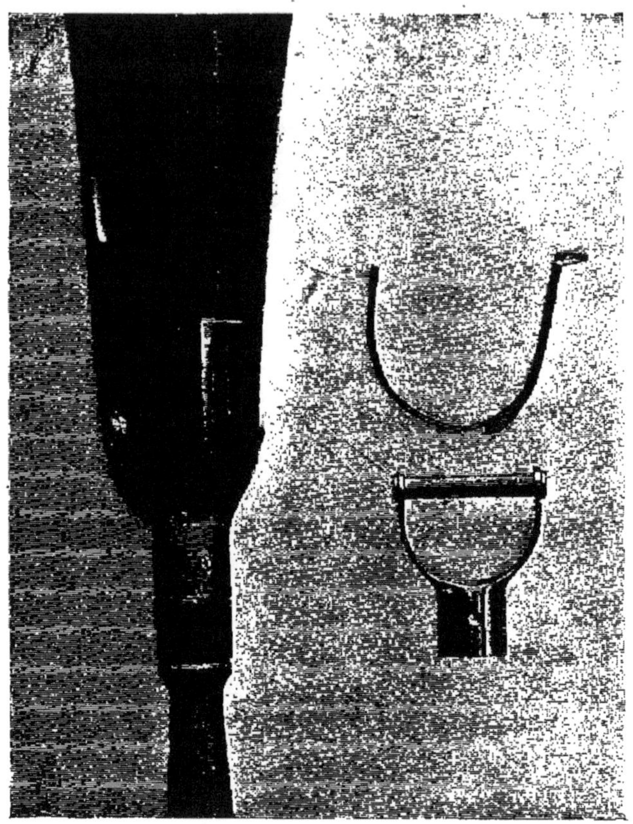

FIG. 65. — Pilon belge Mascau ; détails du mécanisme du ressort.

mité de l'axe passe dans l'autre branche et y est maintenue par un écrou.

Le mouvement de flexion est arrêté par la dent d'un ressort (fig. 65).

Le ressort est une lame longue de 28 centimètres, large de

10 millimètres et épaisse de 3 millimètres. Il a la forme d'un U et se termine en arrière par un « chien » ou manette. Le ressort est encastré dans une rainure antéro-postérieure du genou, profonde de 4 millimètres sur la face antérieure et de

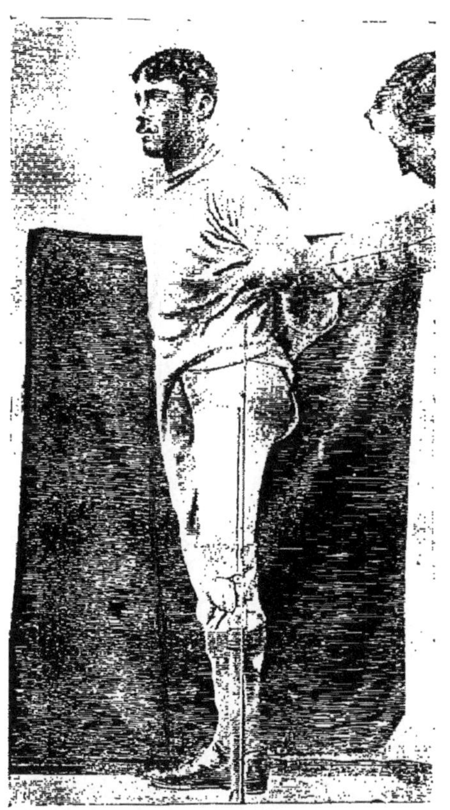

Fig. 66. — Montage et orientation du cuissard suivant le plan frontal.

10 millimètres sur la face inféro-postérieure du genou. La profondeur de la rainure va donc en augmentant d'avant en arrière.

Le ressort est rivé à son extrémité antérieure à la pièce du genou où elle y est maintenue solidement par une plaque métallique intérieure.

Lorsque le cuissard passe du mouvement de flexion à l'extension, la dent qui proémine vient progressivement s'aplatir sur la partie médiane de la fourche.

Cette partie médiane de la fourche, à peu près circulaire, a

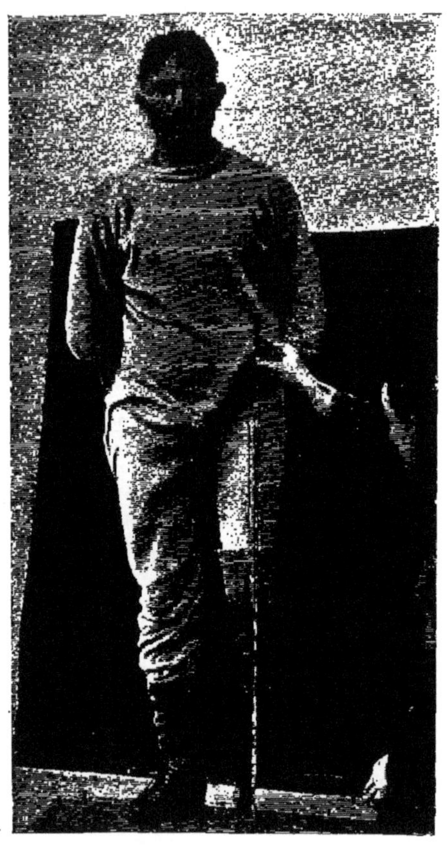

FIG. 67. — Montage et orientation suivant le plan transversal et sagittal.

une surface de 44 millimètres. Le bord postérieur de cette surface est plus élevé que le bord antérieur de 5 millimètres. La surface est donc un plan incliné oblique en haut et en arrière, sur laquelle le ressort se comprime.

Il s'ensuit que la dent, quand elle a franchi le bord postérieur, retombe avec force dans un cran d'arrêt qui y est ménagé.

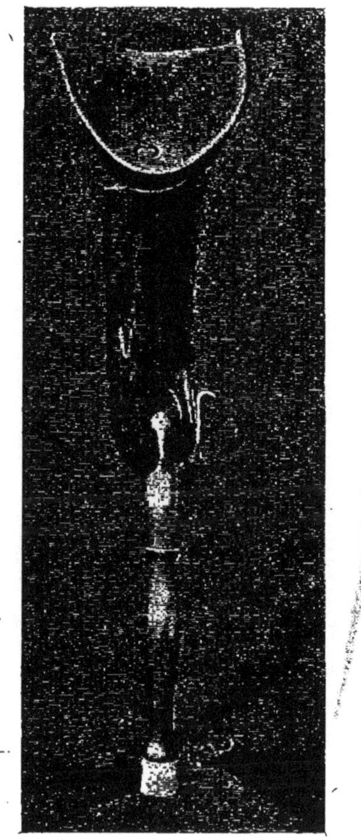

Fig. 68. — Modèle de pilon à cuvette pour la désarticulation de la hanche et pour l'amputation haute de la cuisse. Longueur maxima du moignon, 50 millimètres: Vue interne.

La fourche se continue par un tube cylindrique qui loge la tige du pilon.

Ce pilon a l'avantage de pouvoir être fabriqué en série pour ce qui concerne le genou et la fourche.

Le cuissard sera toujours confectionné suivant les principes de la prothèse dont nous avons étudié les bases. Pour le montage de cette colonne de prothèse sur la pièce du genou, on se conformera aux règles énoncées, comme pour le montage du membre artificiel.

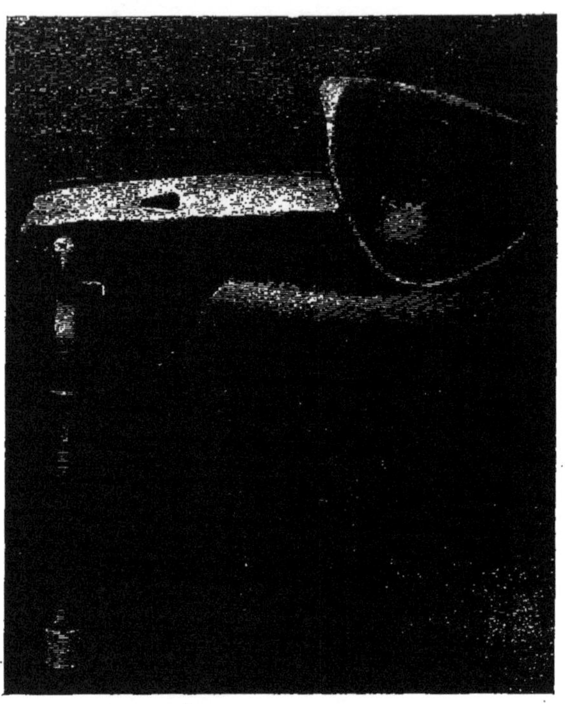

Fig. 69. — Pilon à cuvette. Même modèle. Vue interne.

On fera donc une orientation suivant le plan frontal, transversal et sagittal (fig. 66 et 67).

Le pilon est suspendu à l'aide d'une simple bretelle non élastique passant par-dessus l'épaule opposée à l'amputation. Elle est fixée en avant au bord supérieur et interne du cuissard et en arrière à son bord postérieur et externe.

Dans les cas de moignon de 60 à 100 millimètres, on confectionnera l'emboîture Bieltot (V. fig. 17).

On ajoutera une ceinture avec attache sur la face externe du cuissard et un passant sur la face interne.

Enfin, dans les cas d'amputation de moins de 60 millimètres de longueur, on confectionnera le pilon Mascau avec la pièce de hanche et le faux cuissard articulés au trochanter (fig. 68 et 69).

Rouen, 1er avril 1916.

TABLE DES MATIÈRES

Pages.

PRÉFACE DE M. LE DOCTEUR TUFFIER v
INTRODUCTION XI

PREMIÈRE PARTIE

I. Principes généraux relatifs à la colonne de prothèse 1
II. Des autres pièces constitutives du membre artificiel 26
III. De la marche 32
IV. Rapports mécaniques entre le pied et la jambe pendant la marche . 59

DEUXIÈME PARTIE

Étude des conditions d'appareillage. — Étude des modèles de membres artificiels dans les cas particuliers d'amputation du membre inférieur. 63

TROISIÈME PARTIE

Des pilons 91

4244. — TOURS, IMPRIMERIE E. ARRAULT ET Cie.

E. ARRAULT & Cie
TOURS

www.ingramcontent.com/pod-product-compliance
Ingram Content Group UK Ltd.
Pitfield, Milton Keynes, MK11 3LW, UK
UKHW021104200726
13857UKWH00003B/1093

9 782012 898486